AF252253

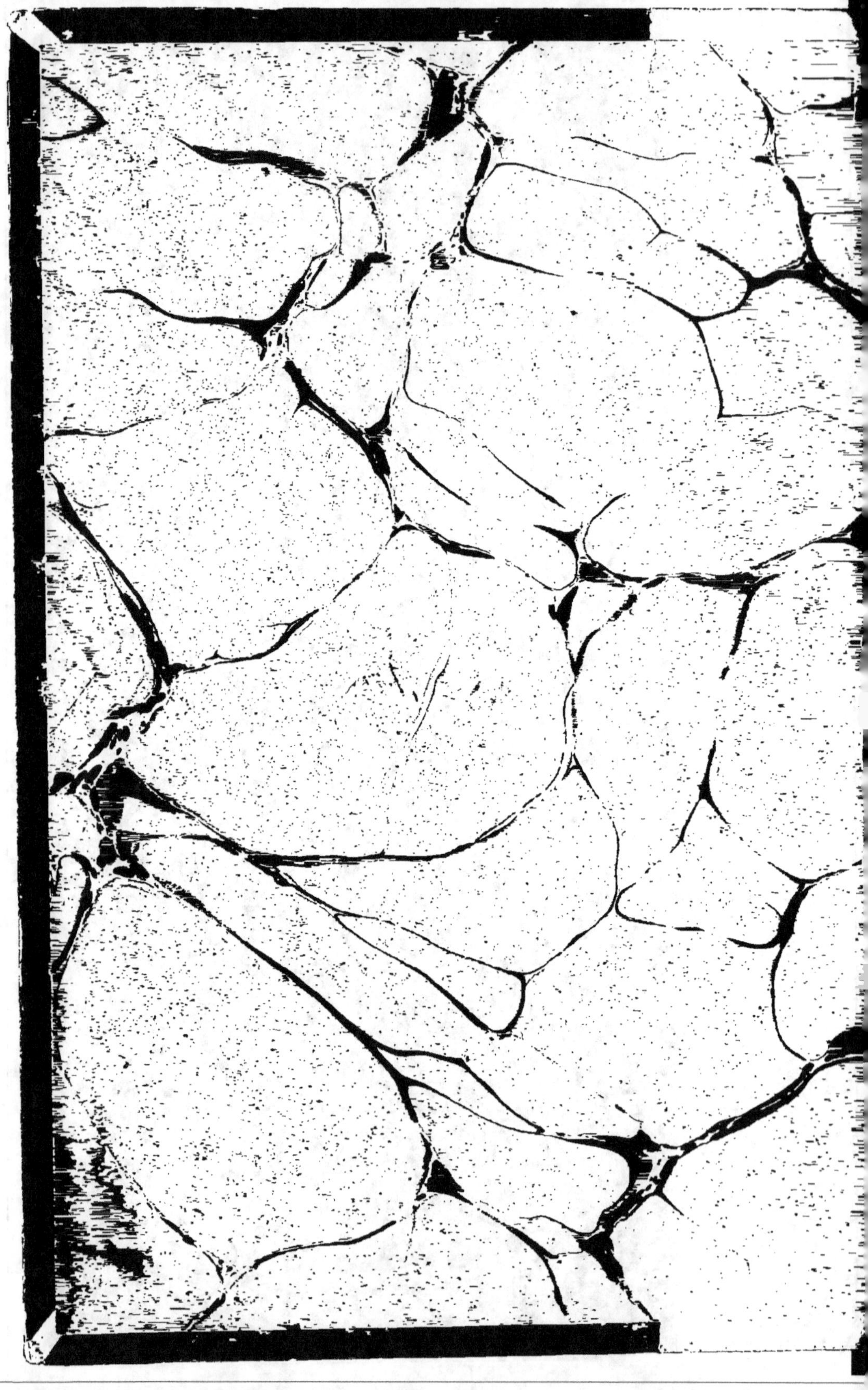

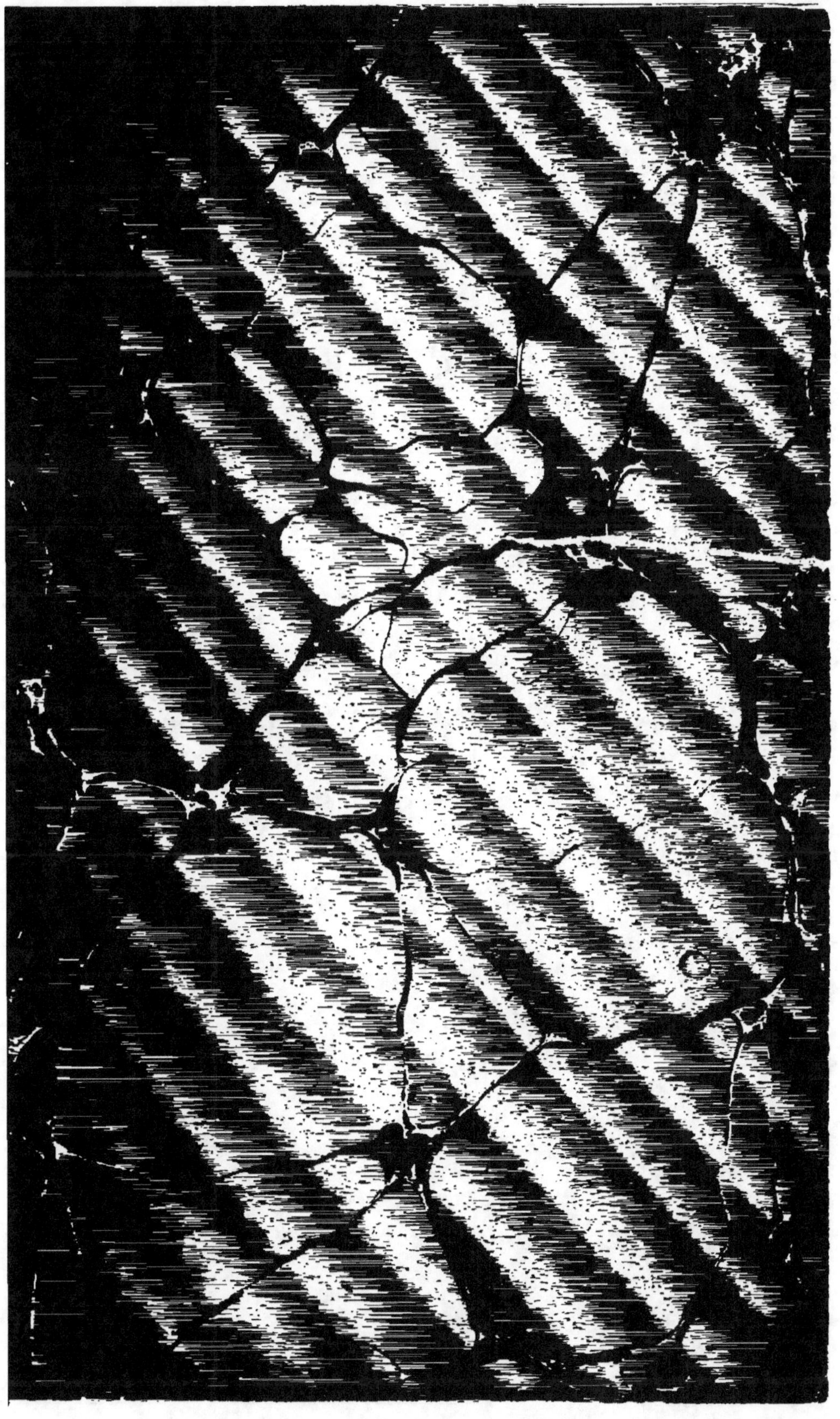

PHYSIOLOGIE

DE

LA VOIX ET DU CHANT

HYGIÈNE DU CHANTEUR

PAR

A. GOUGUENHEIM et **M. LERMOYEZ**

Médecin des hôpitaux de Paris
et du Conservatoire de musique
et de déclamation.

Interne
des hôpitaux de Paris.

Avec figures intercalées dans le texte.

PARIS

A. DELAHAYE ET E. LECROSNIER, ÉDITEURS

23, PLACE DE L'ÉCOLE-DE-MÉDECINE, 23

1885

PHYSIOLOGIE

DE

LA VOIX ET DU CHANT

COULOMMIERS. — TYPOGRAPHIE P. BRODARD ET GALLOIS

PHYSIOLOGIE

DE

LA VOIX ET DU CHANT

HYGIÈNE DU CHANTEUR

PAR

A. GOUGUENHEIM et **M. LERMOYEZ**

Médecin des hôpitaux de Paris
et du Conservatoire de musique
et de déclamation.

Interne
des hôpitaux de Paris.

Avec figures intercalées dans le texte.

PARIS

A. DELAHAYE ET E. LECROSNIER, ÉDITEURS

23, PLACE DE L'ÉCOLE-DE-MÉDECINE, 23

1885

A

Monsieur Ambroise THOMAS

MEMBRE DE L'INSTITUT
DIRECTEUR DU CONSERVATOIRE DE MUSIQUE ET DE DÉCLAMATION
GRAND OFFICIER DE LA LÉGION D'HONNEUR

Veuillez agréer, illustre maître, la dédicace de ce livre que vous avez bien voulu encourager de votre haute approbation.

A. GOUGUENHEIM
Médecin des hôpitaux
et du Conservatoire de musique.

LERMOYEZ
Interne des hôpitaux.

PHYSIOLOGIE ET HYGIÈNE

DE

LA VOIX ET DU CHANT

INTRODUCTION

PARALLÈLE ENTRE LA RESPIRATION ET LA PHONATION

Délimitation de l'appareil aérien : son double rôle respiratoire
et phonateur. — Poumon et larynx : le premier respire, le
second parle. — Preuves physiologiques et pathologiques du
rôle vocal du poumon, de la fonction respiratoire du larynx.
— Dyspnée et aphonie : antagonisme des deux larynx.

L'appareil aérien, qui préside à la fois à la respiration et à la voix, se compose des poumons, des
bronches, de la trachée, du larynx, du pharynx,
de la bouche et des fosses nasales. Bouche et
pharynx appartiennent autant au tube aérien
qu'au tube digestif, davantage même, si l'on veut
bien remarquer que les fonctions alimentaires de
ces deux cavités sont forcément intermittentes,
tandis que leur rôle respiratoire ne saurait être
interrompu sans danger pour la vie : et que si

1

l'on vient nous dire que la trachéotomie, quoique annihilant tout à fait les fonctions des cavités aériennes supérieures, permet cependant à l'hématose de se faire en toute perfection, nous répondrons que l'œsophagotomie externe, le jour où les chirurgiens sauront la rendre aussi inoffensive que l'ouverture de la trachée, laissera le malade digérer encore mieux que le trachéotomisé ne respire et surtout ne parle..... Mais passons. Arrêtons-nous un instant à ne considérer du trajet aérien que la section qui du poumon s'étend au larynx; nous y voyons la besogne respiratoire et vocale scindée et distribuée d'une façon tout à fait équitable à ces deux organes; ainsi, quand le poumon respire, le larynx se repose; quand le larynx parle, le poumon n'est plus qu'un simple auxiliaire. Mais, ni le poumon vocal, ni le larynx respiratoire ne sont des organes passifs remplissant machinalement des rôles de comparses. Le poumon du chanteur régit à lui seul l'intensité du son vocal; selon qu'il se vide avec violence ou douceur, il produit toute l'échelle des sons qui mène du *forte* au *piano*. Le larynx crée les notes, mais il reçoit du poumon les nuances toutes faites. D'autres fois, dans les fièvres graves, dans les cachexies profondes, dans l'agonie, dans l'extrême vieillesse, le poumon n'a plus la force d'envoyer au larynx resté sain la somme d'air nécessaire pour le faire vibrer, et l'on observe une variété d'*aphonie ca-chectique* de cause exclusivement pulmonaire, malgré que l'organe vocal essentiel soit intact.

[On tend cependant depuis quelques années à admettre (Klemm, Fraenkel, Matterstock, etc.) que ces prétendues aphonies cachectiques par épuise-ment pulmonaire (choléra, intoxications, etc.) sont dues moins à un affaiblissement de l'expiration qu'à une véritable paralysie des muscles laryngés.]

Ces faits montrent combien grande encore est l'importance du rôle vocal du poumon.

De même, le larynx intervient souvent dans la respiration d'une façon active. Ainsi l'effort est produit par l'occlusion complète du larynx coïnci-dant avec une forte expiration pulmonaire, d'où résulte une immobilisation de toute la cage tho-racique qui sert momentanément de point d'appui aux muscles qui s'y insèrent. Nous disons avec intention que l'effort est dû à l'occlusion du larynx et non de la glotte : Krishaber [1], en effet, ne croit pas que la force d'accolement des cordes vocales inférieures soit suffisante pour résister à l'énergique pression de la colonne d'air expirée pendant les violents efforts. Il pense que la ferme-ture du larynx a lieu surtout par l'accolement de la muqueuse sus-glottique, par l'affrontement

---

1. Krishaber, *Annal. Mal. oreil., larynx*, 1882.

simultané des cordes vocales supérieures et de la glotte ; Lister même admet une occlusion antéro-postérieure de l'organe, la région aryténoïdienne allant à la rencontre de la région épiglottique et s'appliquant sur elle.

Quoi qu'il en soit, le larynx joue dans l'effort un rôle respiratoire capital. Ce rôle se traduit encore en pathologie par toute une série d'accidents formidables, jadis englobés sous la fausse dénomination d'œdème de la glotte, et que Semon [1] en Angleterre et l'un de nous [2] en France ont nettement rattachés à la paralysie isolée des crico-aryténoïdiens postérieurs, ou même peut-être à un spasme des constricteurs ainsi qu'on l'observe chez les enfants atteints d'asthme thymique. Et de même que tout à l'heure nous avons vu un poumon affaibli rendre aphone un malade porteur d'un larynx normal, nous voyons ici un larynx sténosé tuer rapidement par asphyxie un homme dont le poumon est sain.

Ainsi donc, le larynx est un double organe tour à tour respiratoire et vocal. Il y a même plus qu'un parallélisme entre ces deux fonctions ; il y a un antagonisme complet : antagonisme pathologique, car les maladies à dyspnée ne sont pas les

---

1. Semon, *Société clin. de Londres*, 1878.
2. Gouguenheim, *Œdème de la glotte chez les tuberculeux.* Assoc. franç., Paris, 1878.

maladies à aphonie ; antagonisme physiologique, qui se traduit non pas seulement par un antagonisme de fonction, mais par un antagonisme d'innervation, par un conflit perpétuel entre le pneumo-gastrique et le spinal que Cl. Bernard a le premier posé en loi et que Mandl a étudié dans une de ses manifestations extra-laryngées, sous cette forme d'expiration entravée des chanteurs qu'il a pittoresquement nommée lutte vocale.

Le larynx vocal est le seul que nous ayons l'intention d'étudier ici.

CHAPITRE PREMIER

FORMATION DE LA VOIX — INTENSITÉ

Voix normale et voix théorique. — Les deux lois de la phonation. — Monopole vocal des cordes vocales inférieures; les
parties voisines peuvent les aider, mais non les suppléer. —
Assimilations historiques du larynx aux instruments de
musique : flûte, cor de chasse, sifflet, châssis bruyant, dicorde
pneumatique, hautbois, pratique, trombone, etc. — Discussion pour savoir si la voix est due aux vibrations de l'air
interglottique ou des cordes vocales; la glotte elle-même est
le corps sonore. — Nécessité des caisses de renforcement. —
Rôle du poumon. — A quoi sert la trachée? Son allonge-
gement est la simple conséquence du raccourcissement du
pharynx. — Ce qu'il faut penser de la vibration sous-glottique décrite par Bataille. — Action très secondaire des
cordes vocales supérieures. — Renforçateurs et résonateurs.
Les trois qualités de la voix : intensité, hauteur, timbre.

La voix normale est l'ensemble des « sons produits par *l'appareil de la phonation* » (Gay) [1].

La voix théorique, telle que nous ne l'entendons jamais, est exclusivement produite par la
vibration des cordes vocales inférieures, des lèvres

1. O. Gay, *Théorie physique de la phonation.* Thèse d'agrég.,
Paris, 1876.

vocales (Mandl). Ce son laryngé primitif et fondamental est immédiatement modifié dès sa naissance par deux ordres d'appareils : une caisse
sonore (thorax) qui le renforce, et des cavités
de résonnance (pharynx, bouche, fosses nasales,
sinus) qui lui donnent les harmoniques dont il a
besoin. Ainsi travaillé, le son vocal arrive alors
à nos oreilles ; la voix que nous entendons n'est
donc que la résultante de toute une combinaison
d'ondes sonores dont les vibrations des cordes
vocales inférieures ont été l'incitation première.

La vibration des cordes vocales inférieures,
fait capital dans la production de la voix, exige,
pour naître, deux conditions absolues qui forment
les deux têtes de chapitre de l'histoire de la phonation.

A. *Une tension suffisante des cordes vocales
inférieures ;*

B. *Une intensité suffisante du courant d'air
expiré.*

A ces deux conditions, Bataille [1] en ajoute une
troisième : *l'occlusion de la glotte en arrière*
pour constituer ainsi ce qu'il appelle le *trépied
vocal.* — Pour lui, l'affrontement des aryténoïdes est une condition absolue de la généra-
tion du son. Lorsqu'il a lieu à distance, les sons

1. Ch. Bataille, *Nouvelles recherches sur la phonation.*
Paris, 1861.

sont étouffés et limités aux degrés inférieurs de l'échelle vocale. Lorsqu'il est intime, les sons acquièrent tout l'éclat dont ils sont susceptibles [1].

Koch [2] est plus exigeant, et veut que les quatre conditions suivantes soient remplies pour que la voix se produise bien :

1° Il faut que l'air expiratoire arrive avec une certaine force contre la glotte ;

2° Il faut que le diamètre de la fente glottique ne dépasse pas $1/12^e$ de pouce : au-dessus de $1/10^e$ de pouce, il n'y a plus de voix ;

3° Il faut que la tension des cordes vocales ait un degré déterminé : trop de tension rend la voix criarde ; trop peu de tension rend la voix rauque ou nulle ;

4° Il faut que l'élasticité des cordes vocales inférieures soit intacte.

Mais Koch tolère un certain degré de suppléance mutuelle entre ces diverses conditions ; ainsi une tension anormale peut être équilibrée par une force expiratoire plus grande.

Pour nous, non seulement nous admettons cette suppléance, mais nous démontrerons plus loin

---

1. Le Dr Martel (*Revue bibl. sc. méd.*, 1885, n° 15) admet également que la *voix sombrée* est anatomiquement caractérisée par un léger degré d'ouverture de la glotte interaryténoïdienne, sorte de fuite d'air qui diminue la pression de l'air expiré sur la glotte ligamenteuse fermée,

2. Koch, *De la voix humaine*. Luxembourg, 1874.

que cette tension de plus en plus grande des cordes vocales inférieures, compensée par une force d'expiration progressivement croissante, est la seule façon pour le chanteur de monter une gamme.

Mais, quoi qu'il en soit de ces divergences superficielles d'opinions touchant l'origine de la voix, on remarquera sans peine qu'elles ne font qu'effleurer des questions de détail, et qu'aucune n'attaque ce fait : que la voix est due aux vibrations des cordes vocales inférieures.

Avant même l'invention du laryngoscope (Czermak, Pesth, 1857-58), l'observation avait fait de cette localisation de la voix une donnée absolument positive. Ainsi Longet, puis Segond [1] l'avaient remarquée en incisant sur des chiens la membrane thyro-hyoïdienne et attirant au dehors le larynx.

L'examen laryngoscopique, qui permet d'observer ce qui se passe chez l'homme donne des résultats d'une valeur bien plus grande. En faisant émettre le son E au sujet qu'on examine, il est fort aisé de voir directement les vibrations des cordes inférieures, que la présence d'un petit amas de mucus rend souvent plus appréciables par ses allées et venues.

Telle est la loi fondamentale de la phonation,

1. L.-A. Segond. *Sur la parole, sur les mouvements du larynx, sur les modifications du timbre de la voix humaine. Arch. gén. de Méd.*, 1848-1849.

toujours vraie, toujours appliquée dans toutes les modifications du chant, registre de poitrine ou registre de tête, timbre clair ou timbre sombré.

L'expérimentation a encore corroboré ces données d'observations. Müller [1] a fait parler des larynx de cadavres au moyen d'une soufflerie adaptée à la trachée ; mais l'impossibilité d'imiter par une tension passive l'action des muscles fait comprendre que le son obtenu dans ces conditions diffère notablement de la voix humaine. Cependant, les conditions restant les mêmes, le son disparaît totalement par la destruction complète mais exclusive des cordes vocales inférieures.

Enfin, les larynx artificiels de Müller, Harless, Fournié, reproduisent plus ou moins harmonieusement les sons vocaux humains par une disposition de lames vibrantes analogue à celle que la nature a mise dans le larynx.

Ainsi donc, nous venons de voir que la mise en vibration des cordes vocales inférieures suffit à engendrer la voix. Mais, nous pouvons nous demander s'il n'y a pas d'autre mécanisme capable de produire le son vocal ; en d'autres termes, s'il n'y a pas d'autres parties de l'arbre aérien que les cordes vocales inférieures, qui, en vibrant, puissent donner naissance à la voix. — Cette

1. J. Müller, *Traité de physiologie*, 1838. Trad. franç., 1851.

question nous transporte hors de la physiologie classique et démontrée, dans un domaine d'hypothèses où des auteurs, associant le produit de leur imagination à l'observation douteuse de quelques faits bizarres, ont bâti d'étranges théories dont la conception écarte toute rigueur scientifique. Il convient cependant, pour débrouiller ce chaos de suppositions, de distinguer deux cas bien différents.

I. Si l'on admet que les cordes vocales inférieures puissent être aidées dans leur travail par la vibration de parties accessoires laryngées, pharyngées ou buccales, et que chacune de celles-ci produise un fragment de son qui vienne s'adjoindre au son laryngé primitif, on ne fera qu'affirmer une vérité que les faits et expériences de chaque jour démontrent d'une façon évidente.

II. Mais si l'on veut dire au contraire que les cordes vocales inférieures peuvent être complètement suppléées dans leur travail par des organes voisins, on s'expose fort à se tromper, à moins que l'on étende la qualification de *voix* jusqu'au chuchotement, au bruit produit par le frottement de l'air expiré sur les anfractuosités et saillies buccales; à ce titre, l'action de *siffler* rentre également dans le domaine de la voix, puisque l'existence de celle-ci est absolument indépendante de l'articulation qui la transforme en parole. — Mais non : siffler ou chuchoter ne sont pas des fonctions vocales.

C'est quand ils ont voulu expliquer la production du registre de tête, ce curieux procédé qu'emploie le chanteur pour reculer la limite supérieure de sa voix, que les auteurs de la première moitié de ce siècle ont avancé d'étranges choses. Ainsi *Colombat* [1] admet l'existence d'une espèce de glotte supérieure formée par l'élévation du larynx et la contraction des muscles du pharynx, du voile du palais, de la base de la langue, etc., et qui produit les sons de fausset, la glotte normale ne servant qu'au registre de poitrine.

Bennati [2] enlève la production des sons de fausset à la glotte et les attribue à l'action du voile du palais! etc., etc.

Nous n'avons du reste pas à insister sur ces théories absolument fausses, que d'autres en trop grand nombre ont successivement remplacées, et qui n'avaient d'autre base d'observation que cette sensation spéciale qu'éprouve l'individu qui chante en registre de fausset, et qui lui fait croire que sa voix naît dans les régions sus-laryngiennes, dans le haut du pharynx d'où la mauvaise dénomina-

1. Colombat, *Traité des maladies et de l'hygiène des organes de la voix.* Paris, 1838.
2. Bennati, *Recherches sur le mécanisme de la voix humaine.* Paris, 1832.

tion de *voix de tête* qui est maintenant journellement adoptée. Nous nous réservons, du reste, de traiter cette question dans un chapitre spécial.

Des faits plus récents, rapportés par des gens qui ont beaucoup mieux observé, attaquent le monopole vocal des cordes inférieures d'une façon bien plus sérieuse que ne le font les théories fantaisistes de la voix de fausset. Ce sont des cas pathologiques dont l'histoire est presque toujours la même.

Pour une cause quelconque, les cordes vocales inférieures sont entièrement détruites et l'aphonie complète ; peu à peu cependant, une suppléance fonctionnelle s'établit soit au niveau des cordes vocales supérieures (Cadier) [1], soit dans tout l'ensemble du larynx sus-glottique (Lister), et la voix reparaît rauque, mais sonore. Krishaber [2], qui localisait le geignement de l'effort aux cordes vocales supérieures n'est pas éloigné d'admettre que celles-ci puissent dans certains cas supléer leurs voisines.

Nous-même, dans notre clinique laryngologique de l'hôpital Bichat, avons observé chez un malade atteint de syphilôme laryngé, une suppléance vocale analogue à celle que signale Cadier ; mais il ne nous a pas été possible de déterminer

1. Cadier, *Annal. Mal. oreill., larynx*, 1884.
2. Krishaber, *loc. cit.*

si, au-dessous des cordes vocales supérieures à qui on était tenté d'attribuer les sons poussés par le malade, il n'existait pas quelque rudiment de corde vocale inférieure capable de produire à lui seul le peu de voix qui avait survécu au désastre laryngé.

En somme, ni les théories jadis émises sur la voix de fausset et dénuées de toute valeur scientifique, ni les quelques faits de suppléance vocale observés en trop petit nombre ne peuvent encore renverser cet axiome laryngé : « *Sans les cordes vocales inférieures, pas de voix possible.* »

Il est un fait intéressant que nous trouvons au cours de notre étude et qui mérite de nous arrêter un instant : c'est la tendance qu'ont eue les physiologistes de toutes les époques à comparer le larynx à un instrument de musique afin de pouvoir, grâce à cette assimilation, conclure du jeu d'un instrument connu au fonctionnement supposé de l'organe vocal. Tout y a passé, à cette comparaison : instruments à vent, instruments à anche, et même instruments qui n'en sont pas, inventés pour les besoins de la cause : et on conçoit cette boutade de Richerand et Béraud écrivant : « Le larynx ressemble à un larynx ». Il est cependant bien démontré que les lois d'acoustique qui régissent les cordes de violon ou les tuyaux d'orgues, tiennent aussi sous leur dépendance les vibrations des lèvres glottiques; et, en temps donné, nous serons heureux d'user de cette comparaison pour faciliter notre rôle d'explicateurs.

Voici en quelques pages l'historique de ces comparaisons.

Galien [1] (172) trouve que le larynx ressemble étonnamment à une flûte; la glotte est l'embouchure; la trachée, le corps de l'instrument. — Mais nous, nous trouvons que c'est au moins une flûte étrange que celle où l'air après avoir traversé l'instrument, sort par l'embouchure au lieu d'y entrer [2].

Fabrice d'Aquapendente [3] (1537) adopte cette assimilation du larynx à la flûte, mais il l'atténue dans ce qu'elle a de plus étrangement erroné, à savoir qu'il assimile au corps de l'instrument de la flûte, non plus la trachée-artère, mais bien le tuyau vocal sus-glottique.

Dodart [4] (1700) qui s'embrouille un peu dans ses idées sur le mécanisme de la phonation, compare d'abord le larynx à un *cor de chasse*, plus tard à un *châssis bruyant*, « l'instrument du monde le plus impraticable et le plus opposé à la musique, » dit-il, puis encore à un *sifflet humain*.

---

1. Cl. Galien, Éd. 1550. *De usu partium.*
2. Ferchaud (Th. de Paris, 1848), s'efforce de disculper Galien d'une pareille méprise.
3. Fabrice d'Aquapendente, *De larynge vocis organo*, 1600.
4. Dodart, *Mémoire sur les causes de la voix de l'homme et de ses différents tons*. Académie des sciences, 1700.

Ferrein [1] (1741) compare le larynx à un instrument inconnu qu'il invente, le *dicorde pneumatique*, dans lequel un courant d'air, jouant le rôle d'archet, fait vibrer des cordes de viole. (Il est d'usage en laryngologie de ne point citer Ferrein, sans rappeler que c'est lui qui le premier fit parler les morts).

Cuvier [2] (1805), de ses observations sur les animaux, conclut que les variations de la glotte correspondent à celles des lèvres du joueur de cor, ou à celles de la lame de cuivre des *jeux d'anches*.

Dutrochet [3] adopte comme Cuvier l'assimilation du larynx à un instrument du genre des cors.

Despiney [4], à l'assimilation du larynx au cor de chasse, substitue l'assimilation au trombone; il se figure à tort que les changements de longueur du pharynx peuvent modifier la hauteur des sons vocaux, comme le fait le raccourcissement ou l'allongement du tube mobile des trombones.

Magendie [5] (1823) défend la théorie des *anches libres* assimilant le larynx au hautbois.

Biot [6] (1824) fait prévaloir concurremment avec Magendie la doctrine des anches.

1. *Mémoires de l'Acad. Roy. de Médecine*, 1741.
2. Cuvier, *Leçons d'Anatomie comparée*, 1846.
3. Dutrochet, *Thèse de Paris*, 1806.
4. Despiney, *Thèse de Paris*, 1821.
5. Magendie, *Précis élémentaire de physiologie*, 1826.
6. Biot, *Précis élémentaire de physique expérimentale*, 1824.

Savart [1] (1825) compare le larynx à l'appeau des oiseleurs et fait jouer le premier un grand rôle vocal aux ventricules du larynx. Cette théorie, dès sa naissance, compte de nombreux adeptes jusqu'à ce qu'une expérience de Müller vienne la renverser, en montrant qu'un larynx, dont on a retranché toute la partie sus-glottique, parle encore.

Malgaigne [2] (1831) compare la glotte à ce petit instrument qu'on appelle une pratique; les cordes vocales inférieures sont des anches doubles, molles et flexibles, ayant besoin d'être tendues pour entrer en vibration.

Müller [3] (1839) dit que les cordes vocales sont des anches, et il le prouve expérimentalement.

Longet (1841) adopte la théorie de l'appeau de Savart.

Diday et Pétrequin [4] font paraître leur théorie en 1840, au moment où Duprez revient d'Italie rapportant la voix sombrée qu'il introduit dans le chant français. Ils admettent que dans la voix sombrée le larynx se comporte comme un cor de chasse, — dans la voix blanche, comme un hautbois, — dans la voix de fausset, comme une flûte.

1. *Annales de Chimie et de Physique*, t. XXX, 1825.
2. *Archives générales de Médecine*, t. XXV, 1831.
3. J. Müller, *Manuel de physiologie*, 1844.
4. *Gazette médicale*, 1840-1844.

Après lui, tous les auteurs se rattachent plus ou moins complètement à la théorie des anches vibrantes ; mais Bataille (1861), Moura-Bourouillou (1861), Fournié (1866), Mandl (1872), Helmholtz traitent la question bien plus scientifique de savoir si la voix est due à la vibration de l'air à travers la glotte, ou à la vibration de la glotte elle-même. Pour nous, nous admettons que ce sont les cordes vocales inférieures et non l'air glottique qui, en vibrant, produisent la voix ; nous devons même résumer ici les débats de ce procès laryngé, qui intéresse d'autant plus la science que les deux partis prennent comme arguments les données sûres et absolues de la physique expérimentale.

Admettent que le son glottique est dû aux vibrations de l'air : Dodart, Savart, Biot, Liscovius, Longet, Helmholtz, Mandl.

Admettent que la voix est produite par la vibration des cordes vocales : Müller, Bataille, Fournié, M. Duval, Gay, etc.

Deux excellentes thèses parues dans ces quinze dernières années, celles de MM. Eustache [1] (Montpellier), et Gay [2] (Paris), se font chacune le champion d'une de ces théories. Nous leur emprun-

---

1. Eustache, *La voix, la parole et leurs organes*. Montpellier, 1869.

2. Gay, *Théorie physique de la phonation*. Paris, 1876.

terons l'argumentation dont s'est servi chaque
parti :

« L'air, dit Eustache, premier moteur des
cordes vocales, détermine par sa percussion la
mise en jeu de leur élasticité ; elles exécutent des
oscillations qui viennent à leur tour retentir sur
la colonne aérienne qui les a ébranlées ; on sait
en effet que la trachée et les bronches vibrent
pendant l'émission de la voix ; grâce à ces vibrations et aux modifications de l'orifice d'écoulement,
l'air devient en même temps le corps sonore. »

Certes, continue-t-on, le peu de longueur et
surtout le peu de variation du tuyau aérien
rappellent mal les variations considérables qu'on
observe dans les instruments de musique dont le
registre est aussi varié que celui de la voix
humaine ; mais nulle part aussi il n'y a d'anche
aussi souple, aussi parfaite que l'anche vocale.
Dans l'orgue, il faudra avec un même orifice
d'écoulement avoir un tuyau plus long si l'on
veut avoir un son plus élevé : mais point ne
serait besoin de telles différences dans la longueur du tuyau sonore si l'on pouvait modifier
de mille façons l'anche vibrante. Et on en conclut que les *dimensions de l'orifice de la fente
glottique* sont aussi importantes pour la production d'un son d'une hauteur et d'une intensité
données que la longueur ou la tension des cordes

vocales. — En somme, d'après cette théorie, les cordes vibrent bien, mais leurs vibrations sont trop faibles pour produire un son, tandis que l'air, tour à tour comprimé et détendu par les mouvements de la glotte, se trouve dans les conditions de tous les tuyaux sonores.

A cela les partisans de l'autre théorie répondent : rien ne prouve la faiblesse du son primitif des cordes vocales « puisque sur le vivant on ne peut pas le séparer des sons qui l'accompagnent et que l'on ne peut expérimenter sur des cordes vocales détachées, qui ont perdu leur contractilité. » (Gay.) Si les vibrations de l'air produisaient à elles seules la voix, le tuyau vocal devrait être percé, comme une flûte, de différents trous pour permettre aux différentes notes de se produire. Or, il n'en est rien : les variations de longueur du tube sus-glottique n'ont aucune influence sur la hauteur des sons, et ne jouent qu'un rôle, considérable il est vrai, dans la production du timbre de la voix. Mais Gay a tort, ce nous semble, d'apporter comme preuve à l'appui de cette théorie, ce fait qu'on peut aisément donner une série de sons ascendants sans modifications des cavités sus-laryngiennes : non, il est impossible au chanteur, à moins qu'il ne s'y soit exercé d'une façon toute spéciale (Bataille), de monter une gamme sans que son larynx s'élève peu à peu et, par conséquent, sans que son pharynx se raccourcisse.

Nous adoptons sans hésitation cette théorie qui veut que la vibration des cordes vocales inférieures soit la cause de la voix. Ailleurs nous démontrerons que la forme et les dimensions de l'orifice glottique n'ont aucun rapport direct avec la hauteur des sons vocaux; ici, il nous suffira d'attirer l'attention sur un point particulier de la physiologie vocale que les livres classiques laissent d'habitude dans un oubli immérité.

Voici ce dont il s'agit :

Quand un violon résonne, nul ne nie que le son soit produit par la vibration de la corde que frôle l'archet; pourquoi donc, alors que cette corde ébranle l'air dans un si petit espace, le son qui en résulte a-t-il parfois une intensité extrême? Parce qu'au-dessous de la corde, il y a la caisse d'harmonie qui vibre à l'unisson de cette corde, et qui agite l'air sur une grande surface. Eh bien! au-dessous de la corde vocale, qui, nous le concédons, rend un son maigre et chétif, il y a une énorme caisse de renforcement constituée par le thorax, en partie par le poumon et la trachée, et qui donne à la voix toute l'intensité dont elle a besoin. Et voilà pourquoi les hommes à thorax très développé ont une voix si forte (Koch).

Que le *poumon* renforce les sons laryngés, cela

ne peut faire de doute pour personne. Le bourdonnement vocal confus entendu à l'auscultation du thorax, les vibrations spéciales de la poitrine que la paume de la main perçoit si nettement chez un homme qui parle, sont des faits d'observation journalière dont les altérations variées aident singulièrement le médecin dans la recherche des lésions des organes respiratoires.

L'augmentation du son thoracique à mesure qu'une hépatisation étendue donne au poumon une plus grande faculté de vibrer, est un des nombreux arguments que nous pourrions invoquer, n'était cette thèse universellement admise. — Nous croyons qu'il y aurait une étude intéressante à faire sur l'intensité plus ou moins grande de la voix parlée, entendue à l'air libre, dans les différentes maladies qui, comme la pneumonie massive ou la pleurésie double, modifient profondément la puissance vibratoire du thorax.

La *trachée* renforce-t-elle la voix? Ici, l'évidence est moindre que tout à l'heure. Certes, la trachée vibre quand le larynx émet un son, l'auscultation locale est là pour le démontrer; mais, étant données sa faible surface et ses dimensions exiguës relativement à celles du thorax, nous pensons que son rôle est bien effacé, qu'elle n'est qu'un porte-vent passif, un transmetteur aveugle des vibrations laryngiennes à la caisse pulmonaire. Mais d'autres auteurs (Koch, M. Duval) vont beaucoup plus loin : ils font remarquer que si le larynx monte dans l'émission des sons hauts, et descend dans celle des sons bas, c'est parce que la trachée, paroi élastique, ne peut indifféremment vibrer avec tous les sons; qu'elle a besoin de se tendre pour renforcer une note élevée, de se relâcher pour une note grave; plus le son est élevé, plus les parois consonnantes doivent être tendues. Ainsi les oscillations du larynx ont surtout pour but de tendre ou de relâcher la trachée, afin de l'accorder avec le son qu'elle doit renforcer.

Nous avons une manière toute différente d'expliquer les faits, et qui, sans nier toutefois que l'allongement ou le raccourcissement de la trachée favorise le renforcement des sons, laisse cependant ces actions au second plan, et subordonne les mouvements du larynx à la nécessité d'accommodation des cavités sus-laryngiennes. — Sans que nous voulions maintenant entamer cette grosse question des résonnateurs à laquelle nous consacrons un chapitre, nous devons dire qu'il est démontré que plus le son vocal monte, plus le pharynx, cavité de résonnance et non plus de renforcement, doit se rapetisser, plus il doit se raccourcir; et, comme son extrémité supérieure est invariablement fixée à la base du crâne, il n'obtient cette diminution dans sa longueur qu'en remontant son extrémité inférieure, entraînant en haut avec elle le larynx et, comme ultime conséquence, allongeant la trachée ; l'inverse a lieu pour la gamme descendante. — Nous admettons donc que les variations de longueur de la trachée jouent un rôle tout à fait secondaire, et ne sont que la conséquence forcée du raccourcissement ou de l'allongement du pharynx ; tant mieux si de ce fait résulte une nouvelle condition plus favorable encore au renforcement trachéal de la voix laryngée : cela prouve une fois de plus combien la nature, dans la conception de notre être, a savamment combiné l'agencement de nos organes.

Un argument d'apparence spécieuse est fourni par l'étude de l'anatomie comparée aux défenseurs de l'importance vocale de la trachée. La trachée des oiseaux présente pendant l'émission du chant de telles variations de longueur, qu'il semble impossible de ne pas admettre que ces alternatives d'allongement et de raccourcissement n'exercent sur la phonation une influence capitale et ne modifient le timbre et plus encore la hauteur des sons ; or, si cela est vrai pour les oiseaux, il y a toute raison d'admettre que cela est vrai également pour l'homme. — Cela est vrai chez l'oiseau ; cela est faux chez l'homme. D'abord la trachée humaine ne présente ni la longueur, ni la mobilité de la trachée de l'oiseau ; celle-ci peut aisément doubler de longueur, tandis que, chez l'homme, les oscillations maxima du larynx sont au plus de 4 centimètres, ce qui est bien faible relativement à la longueur de 14 centimètres, que les anatomistes attribuent à la trachée. Et puis, ce qu'il importe surtout de remarquer, c'est que les oiseaux ont deux larynx : l'un, situé à l'extrémité supérieure de la trachée ; l'autre, à l'extrémité inférieure de celle-ci, à l'origine des bronches. Le larynx supérieur n'est pas un organe vocal ; il n'agit que comme tuyau sonore, à la manière des parties qui surmontent le larynx des mammifères. Le larynx inférieur ou trachéo-bronchique seul produit le chant des oiseaux et présente des replis élastiques analogues aux cordes vocales de l'homme. Que résulte-t-il de là ? Que la trachée des oiseaux n'a de commun avec celle des mammifères que son nom. Chez l'homme, la trachée placée en amont du larynx n'est qu'un simple porte-vent ; chez le rossignol, la trachée située au-dessus de l'organe vocal devient un porte-son, un tuyau sonore où circule un air déjà mis en vibration, et non pas seulement un souffle silencieux d'expiration pulmonaire ; la trachée de l'oiseau a pour analogue chez l'homme, non pas la trachée, mais l'appareil vocal sus-laryngien ; et en cela nous sommes fidèles à l'anatomie comparée quand nous mettons toute notre ardeur à défendre l'importance colossale qu'a le pharynx dans la phonation humaine, en même temps que nous faisons justice des fausses prétentions de la trachée.

En résumé, à la question que nous nous posions au début de cette discussion un peu longue : « La trachée renforce-t-elle la voix? » nous répondons que son rôle renforçateur chez l'homme est presque nul, et que ses variations de longueur ne sont qu'une conséquence forcée des oscillations du pharynx.

Bataille signale des vibrations de la *muqueuse sous-glottique* qui non seulement renforceraient la voix, mais en seraient même une des conditions essentielles de production. A la région sous-glottique, immédiatement au-dessous du bord libre des cordes vocales, il a vu la muqueuse se soulever comme la peau sous une ventouse, former un ventre arrondi qui venait à la rencontre d'un ventre opposé, s'en éloignant, s'en rapprochant, etc. ; cette vibration sous-glottique caractériserait le registre de poitrine et manquerait dans la voix de tête.

Nous avouons, malgré des recherches longues et assez complètes, n'avoir trouvé cette opinion formulée par aucun autre auteur; nous comprenons mal ce soulèvement, ce décollement de la muqueuse glottique venant s'affronter avec elle-même sur la ligne médiane ; et surtout nous nous demandons comment Bataille a pu l'observer à travers l'occlusion vocale de la glotte, car, par notre propre expérience laryngoscopique, nous avons acquis la certitude que, la trachée n'est visible que dans l'abduction des cordes vocales, c'est-à-dire dans une condition telle qu'il n'y a pas de voix possible et que, par conséquent, en ce moment-là, la muqueuse sous-glottique ne doit pas vibrer, si tant est qu'elle ait jamais vibré. Ou Bataille aura mal observé, ou, avec cet empirisme regrettable des professeurs de chant qui veulent ériger en loi scientifique des idées personnelles, et établir comme faits invariables des observations faites souvent avec un esprit préconçu, il aura bâti sur deux ou trois cas une loi de pathologie laryngée.

Les *cordes vocales supérieures* renforcent la voix et en accroissent l'intensité en s'unissant aux vibrations générales ; ainsi nous l'avons vu plus haut quand nous leur avons refusé dans notre discussion une autonomie vocale propre. Il suffit d'avoir une fois introduit un miroir dans une arrière-gorge pour savoir que, quand la glotte se ferme pour émettre un son, les cordes vocales supérieures se rapprochent également, et cela à un degré d'autant plus marqué que la coarctation glottique est plus prononcée. La présence d'un muscle spécial dans les cordes vocales supérieures, actuellement démontrée par les travaux de Rudinger [1], leur permet de se contracter et de se durcir jusqu'à un certain point pour se mettre à l'unisson des vibrations de leurs voisines inférieures. — Tel est, croyons-nous, dans la majorité des cas, le rôle des cordes vocales supérieures, et nous ne pensons pas que, dans l'état actuel de la science laryngologique, il soit possible de leur assigner une automonie propre. Ces cordes supérieures n'existent pas chez un grand nombre de mammifères dont le larynx est cependant taillé sur le patron de l'organe humain; c'est même une des parties vocales qui manque le plus souvent chez les animaux sans que, pour cela, l'intensité de leur cri soit diminuée. Nous verrons du reste plus loin en étudiant la voix de tête et aussi à propos des résonnateurs, que le muscle de la corde vocale supérieure a des attributions autres que de se durcir pour vibrer.

Résumons-nous. Nous avons montré que le son primitif produit par la vibration des cordes vocales inférieures est *renforcé* considérablement par le thorax, peu ou point par la trachée, et probablement par les cordes vocales supérieures. Bataille ajoute que le vestibule de la glotte joue le rôle du

1. Rudinger, *Mon. für. Ohrenheilk*, 1876.

pavillon des instruments à vent destiné à renforcer l'éclat des sons ; il est plus large dans les sons graves, plus étroit dans les sons aigus.

Que les ventricules, le pharynx, la bouche, les fosses nasales et leurs sinus, en un mot tout ce que nous appelons l'appareil vocal sus-glottique, puissent aussi renforcer l'éclat du son, nous ne le nierons pas. Mais leur rôle est tout autre, et depuis les travaux d'Helmholtz [1], en 1868, il a pris une importance capitale dans la phonation.

Être *renforçateurs* et *résonnateurs* d'un son donné sont deux fonctions absolument distinctes, qu'il nous importe, arrivés à ce point de notre étude, de séparer nettement.

Les renforçateurs accroissent la force du son fondamental, lui donnent *son intensité,* mais n'en modifient aucunement la nature : les résonnateurs lui ajoutent un certain nombre de notes accessoires, dites harmoniques, le modifient, le façonnent, lui donnent *son timbre.*

Nous ne sommes plus au temps où Béclard [2], dans un excellent article qu'il a publié sur le larynx, disait que « les conditions organiques auxquelles est lié le timbre de la voix échappent et échapperont encore longtemps à l'anatomiste. » Nous savons maintenant que tout l'appareil sus-

1. Helmholtz, *Théorie physique de la musique.* Paris, 1868.
2. J. Béclard, art. LARYNX, in *Dict. encycl. sc. méd.*, 2ᵉ série, t. I.

laryngien n'est qu'une série de résonnateurs destinés à harmoniser la voix, et que s'il la renforce ce n'est là qu'une question toute secondaire.

Intensité, hauteur, timbre sont les caractères de tout son. La vibration des lèvres de la glotte se charge de régler la *hauteur* de la voix : au dessous d'elle, le poumon, par la force de sa soufflerie et les dimensions de sa caisse de renforcement, lui donne son *intensité;* au-dessus du larynx, la voix formée se perd dans une foule de cavités sonores, à chaque instant variées de capacité et de forme, et qui la façonnent, l'harmonisent, lui créent son *timbre.* Renforçateurs sous-glottiques, et résonnateurs sus-glottiques : telle est la loi absolue de la phonation, la règle à laquelle doit obéir passivement la voix expiratoire.

Et qu'on ne vienne pas nous dire que cet agencement est purement fictif, théorique, et que dans la voix inspiratoire où tout est renversé, les résonnateurs sont sous-glottiques, les renforçateurs sus-glottiques. La voix inspiratoire n'est qu'une acrobatie phonétique, une monstruosité vocale dont la difficulté d'émission (ou plutôt d'immission) et le défaut absolu d'harmonie montrent d'une façon éclatante que les organes de la voix ont été disposés pour agir comme nous l'avons dit et non autrement. Vraiment, bien qu'elle soit reproduite dans la plupart des traités de physio-

logie vocale, cette objection est-elle sérieuse?
Non : il n'y a qu'une manière de parler comme il
n'y a qu'une manière de jouer du hautbois ou
de la clarinette; dire que la théorie physique de
la phonation est fausse parce qu'une inspiration
forcée peut être sonore, c'est comme si l'on disait
qu'il n'y a pas de sens pour jouer de la clarinette, parce qu'on y peut faire du bruit en souf-
flant par les deux bouts!

CHAPITRE DEUXIÈME

FONCTIONNEMENT DE LA GLOTTE — HAUTEUR

La glotte préside à la hauteur de la voix, de même que le poumon régit l'intensité vocale. — La voix inspiratoire existe, mais elle est nécessairement fatigante et discordante. — Peut-on localiser l'oscillation sonore à un seul des tissus de la corde vocale? Non. Quoique le muscle soit la partie essentiellement vibrante, la corde vocale vibre dans tout son ensemble. — Muscles crico-aryténoïdiens postérieurs : lutte entre le spinal et le pneumo-gastrique. — Rôle des ary-aryténoïdiens. Réfutation de la théorie de Mandl. La glotte interaryténoïdienne ne peut rester béante pendant la phonation. — Les crico-aryténoïdiens latéraux achèvent le rapprochement des aryténoïdes. — Action des crico-thyroïdiens. — Ni l'occlusion de la glotte, ni la tension par allongement des cordes vocales ne rég'ssent les variations de la voix. L'anche vibrante se tend en s'épaississant. — Rôle capital du thyro-aryténoïdien. Disposition spéciale de ce muscle chez les ténors. — Résumé du fonctionnement de la glotte. — Hauteur musicale de la voix. — Sons tenus et sons filés. — Aucune voix n'est absolument juste. — Procédés mécaniques de Klunder et d'Hensen pour apprécier la justesse d'un chanteur.

Voici un chapitre uniquement consacré à l'étude du fonctionnement de la glotte, et qui, comme le précédent, ne s'arrêtera pas en chemin à tout moment pour discourir du plus ou moins grand mérite vocal de chaque organe aérien. Intensité, hauteur, timbre, résument tout le plan de ce travail; plus haut, nous avons étudié les différentes modifications du système vocal qui font varier la force des sons; et, comme l'intensité de la voix se règle au-dessous de la glotte, nous nous sommes restreints à ne parler que de l'appareil sous-glottique. Voici maintenant que nous abordons la hauteur de la voix, c'est-à-dire le ton, la note, la gamme : tout cela est du domaine de la glotte, et exclusivement de la glotte. C'est de toute la physiologie laryngée le chapitre le mieux connu, le mieux établi : nous aurons presque toujours des faits à rapporter, rarement des discussions à soutenir, presque jamais de théories à émettre. Encore une fois, la glotte c'est le pivot de la voix : les cavités de renforcement et de résonnance sont l'instrument; la glotte, c'est l'instrumentiste.

Qu'avons-nous dit en commençant? Que deux conditions essentielles régissent la production de la voix :

Tension suffisante des cordes vocales; intensité suffisante du courant d'air expiré.

Donc, lorsqu'un courant d'air expiré arrive sans entraves au larynx avec une pression supérieure à celle d'une colonne d'eau de 16 centimètres (Cagnard-Latour), la glotte doit vibrer si elle est dans les conditions requises. Ainsi naît la voix ordinaire, la voix expiratoire.

On conçoit qu'un courant d'air inspiré puisse avoir le même résultat, faire vibrer la glotte d'une même façon, et produire de même la voix. Cette voix dite inspiratoire ne doit pas être prise en considération, étant une pure anomalie, une dérogation aux lois naturelles ; de plus, elle engendre une fatigue extrême et elle est profondément discordante. La fatigue qu'elle amène n'est pas due, comme le dit Bataille, à ce qu'elle nécessite un courant d'air beaucoup plus énergique ; non, car la glotte est disposée pour vibrer sous une pression d'air déterminée, peu importe que le courant d'air monte ou descende. La fatigue vient de ce que normalement la force d'expiration pulmonaire dépasse d'un tiers la puissance inspiratoire [1] ; que si l'on représente par 57 la pression négative normale, la pression positive sera de 80 à 100 dans les mêmes conditions respiratoires (Donders). Donc, ce que nécessite la voix inspiratoire, ce n'est pas une augmentation de pression sur la glotte, un courant d'air plus énergique, ce sont des efforts plus considérables pour amener une même pression. Le courant d'air est le même ; mais, pour le produire tel que le donne une expiration normale,

____

1. Mendelsohn, *Der mechanismus der Respiration und Circulation.* Berlin, 1845.

il faut une inspiration forcée; de là la fatigue extrême qu'a signalée Bataille, et qu'il a mal interprétée. Si ce professeur, moins absorbé par ses études de chant, avait pris connaissance de la théorie classique de l'emphysème pulmonaire telle que l'ont établie Hutchinson, Mendelsohn et Donders, il aurait trouvé cette explication bien simple plutôt que d'avancer une idée fausse et nullement démontrable.

Qu'on répète, pour s'en convaincre, une petite expérience bien simple. L'orifice buccal vibre dans l'action de siffler, de jouer du cor, comme l'orifice glottique; les lèvres se comportent alors comme le font les cordes vocales inférieures; cela est admis depuis longtemps et par beaucoup. On peut indifféremment siffler en inspirant ou en expirant; or, il est facile de voir qu'avec une même tension labiale, le sifflement expiratoire est notablement plus sonore que le sifflement inspiratoire, et que, pour égaliser l'intensité des deux sons, il faut que l'inspiration se fasse avec efforts, tandis que l'expiration reste normale.

Autre chose encore. La voix inspiratoire est profondément discordante, parce qu'elle fait circuler l'onde sonore au rebours du chemin qu'elle doit normalement suivre; elle retourne complètement l'appareil vocal.

Au reste, nous nous sommes déjà expliqués

sur ce point, et notre sujet est assez vaste pour que nous ayons à éviter les redites. Ajoutons encore que cette voix s'obtient plus facilement dans le registre de fausset, et puis qu'il n'en soit plus question ici. Désormais, dans les pages qui vont suivre, chaque fois que nous parlons de la voix, nous entendons parler exclusivement de la voix expiratoire.

Voici l'air expiré arrivé au niveau de la glotte; il va la faire vibrer; elle vibre. Mais comment vibre-t-elle? Et d'abord vibre-t-elle tout entière ou dans chacune de ses parties?

Un bourrelet musculaire prismatique, adhérent par une de ses faces, recouvert sur les deux autres par une muqueuse dont le sépare un cordon fibro-élastique : telle est en deux mots la constitution élémentaire de la corde vocale inférieure. Ces trois éléments vibrent-ils ensemble? Ou bien l'un d'eux se charge-t-il à lui seul de produire la voix?

Fournié a émis l'opinion que la muqueuse seule entre en vibration. Mais comment concevoir qu'un tissu mou, incapable de se contracter ou de se durcir, et intimement accolé aux tissus sous-jacents, puisse vibrer énergiquement et indépendamment des parties sur lesquelles il repose? Fournié a bâti cette théorie en se fondant sur ce fait d'observation pathologique qu'il suffit d'une lésion insignifiante de la muqueuse pour supprimer la voix ; or, cette théorie tombe d'elle-même, car sa base pathologique n'a pas de raison d'être ; il est fréquent de voir la voix en partie conservée chez des gens dont les cordes vocales inférieures présentent des ulcérations qui n'intéressent que la muqueuse, et, d'autre part, certains larynx, dont le revêtement muqueux est absolument intact, sont incapables de pousser un son vocal. Aucun fait pathologique ne prouve que la muqueuse puisse vibrer. Son rôle n'est-il pas plutôt, ici comme dans le reste de l'économie, de protéger les tissus sous-jacents et de sécréter une humeur qui favorise le jeu des parties? Protection et sécrétion sont si bien la cause finale pour laquelle elle a été créée que, sur le bord libre des cordes vocales, là où le travail est maximum, où l'usure des parties est à craindre et le fonctionnement à faciliter, on voit la muqueuse acquérir au plus haut degré ces deux qualités protectrices et sécrétoires, les glandes s'accumuler, l'épithélium devenir résistant et pavimenteux [1].

---

1. Le Dr Martel (*Physiologie de la phonation*, in *Rev. bibl. univ. des sc. méd.*, t. II, n° 3) reprend la théorie de Fournié, et conclut de ses propres expériences que la voix est uniquement produite par la vibration de la muqueuse des cordes vocales inférieures : 1° par la dissection et par la méthode des injections colorées, il constate qu'il n'existe aucune adhérence entre la muqueuse glottique et la portion fibreuse des cordes vocales inférieures, et que par conséquent l'une peut

Ou bien encore, serait-ce le ligament élastique qui vibre? Mais les vibrations isolées de cette couche, intimement encastrée entre ses voisines, seraient impossibles à comprendre; d'autre part, comment ce tissu fibreux, à peine élastique malgré son nom, se laissant mal allonger sous l'influence des plus fortes contractions musculaires (car ses fibres sont enchevêtrées dans tous les sens), serait-il capable d'affecter les multiples façons d'être nécessaires à l'émission des diverses notes? Là non plus n'est pas son rôle. Son but est d'unir intimement la muqueuse au muscle sous-jacent et d'éviter qu'elle ne se plisse pendant que celui-ci se contracte. Henle [1] dit :

« Les fibres musculaires pénètrent si avant dans les cordes vocales et sont unies si intimement à la couche élastique, qu'on ne peut se figurer que celle-ci vibre isolément, tandis que le muscle se retire de la muqueuse..... L'utilité du tissu élas-

vibrer sans l'autre; 2º en faisant parler un larynx, et piquant avec une aiguille la partie vibrante, il n'atteint que la muqueuse et jamais le muscle. Au moment où la voix doit se produire, le thyro-aryténoïdien interne, en se contractant, décolle et libère la muqueuse qui va flotter dans l'espace glottique, où elle est mise en vibration par le courant d'air expiré, grâce à la tension que lui imprime le thyro-cricoïdien. M. Martel affirme que chaque fois qu'il examine un larynx pendant l'émission de la voix, il constate que l'espace glottique est occupé par une membrane grisâtre, qui n'est autre chose que la muqueuse vocale décollée et vibrante.

1. Henle, *Handbuch der systematischen Anatomie des Menschen*, 1871.

tique consiste en ce qu'il peut se raccourcir sans former de plis et sans onduler, comme certains ligaments de la colonne vertébrale. »

Du reste, comme le fait remarquer M. Duval, les cordes fibreuses se relâchent à mesure que la glotte se ferme ; si donc ces cordes étaient la partie vibrante, les sons devraient être d'autant plus graves que la glotte est plus fermée ; or c'est précisément l'inverse qui se produit. Si ce n'est ni la muqueuse, ni la couche élastique qui vibre, c'est donc le muscle : lui seul, en effet, présente l'élasticité, la consistance, l'énergie nécessaires pour produire les vibrations vocales : aucun tissu dans l'économie, fût-ce même le tissu élastique, n'est aussi élastique que le tissu musculaire ; nul n'est aussi bien approprié aux nécessités glottiques. Mais, quoique le muscle soit la partie essentiellement vibrante de la glotte, il ne vibre pas seul : muqueuse et ligament élastique lui sont si intimement unis que, quand l'oscillation vocale se produit, elle entraîne tout l'ensemble de la corde vocale inférieure.

Au moment où l'homme va parler, la glotte est encore largement ouverte pour laisser passer l'expiration normale ; les cartilages aryténoïdes sont écartés ; l'orifice glottique présente une forme losangique ou triangulaire, dont le diamètre peut dépasser quinze millimètres. Cet écartement est l'*état de repos* du larynx ; c'est la disposition propre du larynx respiratoire. On sait qu'elle est produite par la contraction des muscles *crico-aryténoïdiens* postérieurs, qu'on nomme encore muscles dilatateurs ou respirateurs. Il est vrai que ces deux muscles sont puissants et bien disposés pour agir avec énergie ; mais ils ont à lutter contre sept autres de leurs congénères qui tendent à occlure la glotte et à opposer leurs efforts à son travail. Cette contraction perpétuelle, cette lutte permanente entre deux groupes de muscles, condition essentiellement transitoire, serait incompatible avec un état durable comme doit l'être la glotte pendant la respiration : aussi, n'est-ce pas ainsi que les choses se passent. Cl. Bernard[1], ne permet pas, malgré l'antagonisme avoué du spinal et du pneumo-gastrique et leur double présence dans les nerfs laryngés, qu'on divise les muscles du larynx en constricteurs ou phonateurs, et respirateurs ou dilatateurs, car la section des nerfs laryngés détermine l'aphonie avec des résultats tout à fait différents, c'est-à-dire avec occlusion de la glotte (position cadavérique des cordes). Les muscles du larynx sont indivis dans leur action, et, quand l'organe respire ou parle, ce n'est pas la prédominance de tel ou tel groupe

---

1. Cl. Bernard, *Leç. sur la phys. et la path. du système nerveux.*

musculaire qu'il faut rechercher, c'est une influence générale que l'appareil moteur laryngé reçoit tour à tour de son nerf vocal ou de son nerf respirateur.

Au moment où la voix va se produire, le spinal paraît en scène, et le pneumo-gastrique rentre dans la coulisse; les crico-aryténoïdiens postérieurs ne jouent plus qu'un rôle effacé, et cèdent le pas aux crico-aryténoïdiens latéraux, aux ary-aryténoïdiens et surtout aux thyro-aryténoïdiens.

Le premier phénomène vocal qui se produit alors est le rapprochement des aryténoïdes et l'affrontement de leurs faces internes. Si les aryténoïdes restent écartés, la voix n'est pas possible, ou tout au moins ne peut-on émettre que quelques notes sourdes et dans le ton le plus grave (Bataille.) [1] Donc, nous n'admettons pas, quoi qu'en ait dit Mandl, et répété bien d'autres après lui, que, dans le registre de poitrine (registre habituel de la voix parlée) la glotte interaryténoïdienne reste ouverte. Ceci n'est pas une théorie à soutenir, c'est simplement un fait d'observation laryngoscopique à affirmer ou à nier. Toujours nous avons vu l'espace interaryténoïdien fermé pendant l'émission de la voix : cela résulte de notre expérience propre ; peut-être nous trompons-

---

1. Martel (*loc. cit.*) considère un léger écartement des aryténoïdes comme la caractéristique anatomique de la *voix sombrée*.

nous; mais, en tous cas, nous n'avons pas à le prouver. Du reste Mandl peut défendre avec apparence de raison cette béance permanente de la glotte respiratoire, puisqu'il admet que l'air vibre seul pendant la parole. — Nous qui attribuons la voix aux vibrations des cordes vocales inférieures elles-mêmes, si nous pensions que les aryténoïdes restent écartés dans le larynx vocal, il nous faudrait admettre de deux choses l'une : ou que les aryténoïdes vibrent comme les lèvres de la glotte — assertion absurde — ou que, s'ils ne vibrent pas et restent écartés de 10 à 15 millimètres, il y a par là une fuite d'air qui ôte au chanteur les moyens de prolonger le son autant lui que permettrait le volume du fluide accumulé dans sa poitrine (Vacher) — disposition inadmissible [1].

Les *ary-aryténoïdiens oblique et transverse* ont précisément pour but de combler cet espace interaryténoïdien, de faire parcourir aux aryténoïdes

---

1. Un fait pathologique détruit la théorie de Mandl. Dans la *paralysie isolée du muscle ary-aryténoïdien*, les crico-aryténoïdiens latéraux agissent seuls pour fermer la glotte; mais, à cause de leur action en mouvement de sonnette, ils rapprochent non pas les aryténoïdes dans leur entier, mais seulement leurs apophyses vocales : de telle sorte que la glotte interligamenteuse est fermée, mais la glotte intercartilagineuse reste béante sous forme d'un petit triangle isocèle à base postérieure. Or, dans ce cas — qui ressemble étonnamment à la disposition que Mandl attribue à la glotte pendant la voix de poitrine — il y a aphonie totale.

la distance de un centimètre et demi qui les sépare, de les transporter en masse et de les accoler; et alors la voix peut se produire. Eh quoi,
d'après Mandl, les aryténoïdes resteraient toujours
écartés sauf dans les quelques notes de la voix
de tête : et ce muscle important (l'ary-aryténoïdien), vigoureux même, admirablement disposé
pour une action rapide et sûre, la nature ne l'aurait mis dans le larynx que pour subvenir aux
frais de quelques notes en fausset, émises çà et là
par les chanteurs, qui sont la grande minorité
dans l'espèce humaine? Et comme il y a une foule
de gens qui meurent, même très âgés, sans avoir
jamais chanté en voix de tête, il y aurait dans ce
monde une masse de muscles ary-aryténoïdiens
qui vivraient de longues existences dans la pa-
resse et l'inaction les plus absolues? Cela n'est pas;
et si cela était, on devrait, conformément à la loi
physiologique, trouver la plupart du temps ces
muscles atrophiés, ce qui n'est pas non plus. Il
est vrai qu'il y a encore la déglutition et l'effort :
mais l'occlusion se passe-t-elle alors dans la glotte
ou dans le larynx supérieur?

Au contraire, encore une fois l'*ary-aryténoïdien*
transverse est admirablement disposé pour accoler et maintenir intimement unis dans toute leur
hauteur les bords internes des aryténoïdes, grâce
à la puissance de l'insertion perpendiculaire de

ses fibres et à l'appui supplémentaire que lui prê-
tent encore les faisceaux en sautoir.

Les *crico-aryténoïdiens latéraux* aussi servent à
rapprocher les aryténoïdes, mais d'une façon différente, intelligemment et par degrés, tandis que les
ary-aryténoïdiens le font brutalement et en masse :
de plus ceux-ci agissent par mouvement de trans-
lation directe, tandis qu'on s'habitue à comparer
l'action des premiers à un mouvement de sonnette.
Si l'on veut en effet remarquer d'une part la façon
dont s'insèrent les ary-aryténoïdiens et d'autre part
l'angle que forment en s'unissant les faces latérale et postérieure de l'aryténoïde, angle qui n'est
pas droit, on concevra que l'accolement dont nous
avons parlé n'ait pas lieu dans toute l'étendue de la
face interne de ces cartilages, mais surtout au niveau de leurs bords postéro-internes : de sorte que
les apophyses vocales antérieures restent séparées,
fort peu il est vrai, et au plus par 15 à 20 dixièmes
de millimètre; or cette distance est précisément
l'écartement maximum qui permet aux cordes
vocales de vibrer, sans quoi l'air expiré sort trop
facilement et n'a plus la force suffisante pour agiter
la glotte. C'est sur cette étendue de moins de 2 millimètres qu'agit habituellement le crico-aryténoï-
dien latéral, muscle fort petit, grêle, confondu en
partie avec le thyro-aryténoïdien, ce qui s'accorde
parfaitement avec l'idée que nous nous faisons de

l'occlusion de la glotte, condition qui a peu d'utilité vocale et n'agit nullement sur la hauteur du son [1]; tandis que les ary-aryténoïdiens maintiennent les aryténoïdes bien accolés en arrière, les crico-aryténoïdiens latéraux rapprochent peu à peu les apophyses vocales et, en même temps qu'elles, les cordes vocales, de telle façon que l'aire glottique soit progressivement réduite selon les nécessités de l'émission de la gamme. Mais encore une fois, au-dessous de 2 millimètres, l'occlusion glottique, jusqu'alors indispensable à la formation de la voix, ne devient plus qu'un facteur bien secondaire dans le problème vocal : en conséquence les crico-aryténoïdiens latéraux sont faibles et mal commodément situés pour agir. A la rigueur même, ils pourraient ne pas exister, car ce qui fait parcourir aux cordes vocales inférieures la distance qui sépare les bords de la glotte respiratoire et de la glotte vocale, c'est la contraction des ary-aryténoïdiens.

---

1. Voici comment nous comprenons le rôle que joue l'occlusion de la glotte dans la phonation. La hauteur du son dépend uniquement de la tension des rubans vocaux et non de leur rapprochement. Mais, à mesure que ceux-ci se tendent, ils exigent pour vibrer un courant d'air plus fort. Or, cette augmentation nécessaire de la pression sous-glottique est obtenue par ce fait que les cordes vocales, se rapprochant à mesure qu'elles se tendent, mettent un obstacle croissant à l'émission de l'air. Il y a là un agencement des plus ingénieux par lequel la corde vocale, en se tendant, règle de ce fait et par elle-même la pression aérienne exacte dont elle a besoin pour vibrer.

Ce degré d'occlusion obtenu, la voix ne dépend plus que de la *tension glottique :* c'est celle-ci que nous allons maintenant étudier.

Dans une expérience devenue célèbre, Longet sectionnant les nerfs laryngés externes qui se rendent aux muscles *crico-thyroïdiens* entendit la voix devenir subitement rauque; suppléant alors à l'action de ce muscle, abaissant à l'aide d'une pince le bord inférieur du thyroïde, ce qui produisait un allongement des cordes vocales, il rendit au son glottique son caractère primitif. Il en conclut, et tout le monde l'admit après lui, que le muscle crico-thyroïdien joue un rôle important dans la production de la voix, en tendant les cordes vocales par un mouvement de bascule imprimé au cartilage thyroïde, dont le bord inférieur s'abaisse. Bataille indique qu'on peut parfaitement apprécier le mouvement de bascule du thyroïde sur le cricoïde en plaçant le doigt dans l'espace intercrico-thyroïdien.

Ce mode d'action était accepté sans conteste, et on ne discutait que sur son plus ou moins d'utilité vocale, quand un Anglais, le Dr Illingworth, s'avisa de démontrer que les choses se passent tout autrement. Dans un article paru en 1879, dans *the Lancet*, il établit que ce n'est pas le thyroïde, mais bien le cricoïde qui est mobile : qu'en se contractant, le crico-thyroïdien fait basculer le cricoïde, entraînant en arrière son bord aryténoïdien, qui tire ainsi sur les lèvres glottiques.

En somme, que le cricoïde ou le thyroïde se meuve, peu importe, puisque le résultat final est le même, la tension des cordes vocales [1]. Mais, comme les cordes vocales sont en réalité des lames vibrantes dont on ne peut négliger la largeur, à côté de cette tension en longueur due à l'action des crico-thyroïdiens, vient se placer une tension en largeur, ou ventriculaire, bien moins importante, du reste. — La tension en longueur a lieu par *traction* dans le sens antéro-postérieur, la tension en largeur a lieu par *soulèvement* dans le sens latéral interne et externe. C'est la pression de l'air expiré sur la glotte qui amène ce dernier résultat; son influence est du reste si évidente que, le larynx étant absolument immobilisé pour une note donnée, si la force du courant d'air vient à augmenter, la voix pourra monter de plus d'un ton, d'une quinte (Müller), ce qui prouve bien que les cordes sont de plus en plus tendues.

Mais cette tension, — nous parlons surtout de la tension en longueur, — qui ne peut agir sur la glotte que par allongement des cordes vocales, a bien peu d'influence sur la hauteur de la voix; la

---

1. Voir à ce propos l'analyse d'un travail de F.-H. Hooper, *Recherches expérimentales sur la tension des cordes vocales*, in *Ann. Mal. oreil., larynx*, 1883, page 292.

contraction la plus excessive des crico-thyroïdiens augmente à peine d'un quart la longueur des bords de la glotte, ce qui ne peut rendre compte des limites étendues dans lesquelles varie la hauteur de la voix; et même elle serait un facteur négligeable, s'il est vrai, comme l'affirme Béclard, qu'elle ne peut tendre que les fibres ligamenteuses sans aucunement agir sur le muscle lui-même, l'élément vibrant essentiel, nous le savons.

Si donc ce n'est ni l'occlusion de la glotte, ni la tension par allongement des cordes vocales qui régit les variations de la voix, qu'est-ce?

Eh bien, nous voilà enfin arrivés, après avoir inutilement essayé d'appliquer au larynx les règles qui commandent aux divers instruments connus, à déclarer que la glotte est une anche de nature toute spéciale, essentiellement active, vivante; et que la grande cause de toutes les modulations vocales qu'elle émet, c'est la faculté qu'elle a de se contracter à volonté, et de posséder par elle-même, rien que par elle-même, sans aucun appui voisin, toutes les manières d'être nécessitées par l'infinie variété des notes chantées. « L'anche vivante se tend en s'épaississant, ce qui la distingue de toutes les anches possibles, même des anches membraneuses élastiques qui ne se tendent qu'en s'amincissant » (Béclard). Ce grand rôle est dévolu au muscle thyro-aryténoïdien.

Le *thyro-aryténoïdien* est ainsi disposé que, quand il se contracte, les cordes vocales inférieures se durcissent, s'épaississent, se rapprochent et se raccourcissent. Nous savons combien peu il faut attacher d'importance au rapprochement vocal des cordes inférieures, qui se produit du reste bien plutôt sous l'influence des crico-aryténoïdiens latéraux. — Quant au raccourcissement, il devrait théoriquement être assez considérable, et en réalité il est presque nul ; c'est qu'en effet, en même temps que le thyro-aryténoïdien se durcit, le crico-thyroïdien entre en contraction ; tandis que son congénère tend à rapprocher les deux extrémités des cordes vocales, lui tend à les écarter, à les allonger ; il y a donc lutte vocale perpétuelle entre ces deux muscles, d'où résulte que, grâce à leur action simultanée, les cordes, étant sans cesse sollicitées par deux forces opposées, modifient en réalité fort peu leur longueur, tandis que leur tension propre, intrinsèque, varie dans des limites étendues. Sans le crico-thyroïdien, dit Illingworth, le sphincter de la glotte en se contractant entraînerait fortement les aryténoïdes en avant.

L'agent essentiel de la phonation c'est donc le thyro-aryténoïdien, ou plutôt sa portion interne, car les fonctions de sa portion externe sont mal connues. Et si l'on remarque que ce muscle est la partie constituante des cordes vocales vibrantes, on se prend à admirer le merveilleux fonctionnement de la glotte, où le tissu vibrant et le mécanisme qui modifie ces vibrations sont confondus en un seul et même organe.

Une disposition rare des thyro-aryténoïdiens a été signalée chez les sujets à voix de poitrine étendue et élevée : un certain nombre de fibres musculaires se détachent du corps du muscle en digitations espacées d'avant en arrière, et vont s'insérer aux ligaments élastiques vocaux ; ces digitations en se contractant peuvent raccourcir la longueur de la partie vibrante des cordes vocales, comme fait le doigt appuyé sur une corde de violon. — C'est là une disposition anatomique, variable avec les sujets, aussi rare que précieuse, et appartenant surtout aux voix élevées. Ces fibres n'existent pas chez tout le monde, ce qui explique pourquoi tous les hommes ne sont pas ténors. Nous aurons à revenir sur cette disposition à propos de l'explication de la voix de fausset.

Maintenant que nous avons dissocié les différents éléments du jeu glottique, que nous avons séparément analysé chacun des mouvements dont la résultante est la voix, il nous reste à esquisser rapidement le résumé synthétique du fonctionnement laryngé.

Au moment où la voix va se produire, la glotte est largement ouverte dans toutes ses parties pour faciliter l'acte respiratoire. Soudain une contraction brusque des ary-aryténoïdiens rapproche et accole les bords postérieurs des aryténoïdes ; les crico-aryténoïdiens latéraux à leur tour entrent en jeu et activent cette occlusion en avant, en amenant plus ou moins en contact les apophyses vocales ; les crico-thyroïdiens élèvent le cricoïde, tendent les cordes vocales qu'ils cherchent à rapprocher et surtout qu'ils empêchent de trop se raccourcir ; et les thyro-aryténoïdiens, entrant alors en scène, se gonflent, se durcissent, s'épaississent, et mettent la glotte en état de réceptivité vocale. Survient alors le courant d'air expiré ; il se heurte à l'obstacle laryngé, passe de force en agitant les lèvres glottiques (coup de glotte) et emporte les ondes vocales, nées à ce moment, dans le pharynx et les régions sus-glottiques où elles vont s'harmoniser. — Il va sans dire que ces différents actes musculaires sont simultanés, contemporains, et plus ou moins prononcés selon la hauteur des notes qu'on veut obtenir. — Il est facile de voir au laryngoscope qu'à mesure que le son monte, l'orifice glottique se rétrécit surtout en arrière, les cordes se gonflent et se tendent, les vibrations deviennent plus nombreuses et moins visibles : et quand les cordes vocales sont arrivées à se toucher complètement, le son le plus aigu possible est obtenu et la voix de l'individu observé se limite en ce point.

C'est alors qu'intervient un mécanisme spécial (registre de tête), qui prolonge la voix par un artifice que nous étudierons plus loin. Cette limite supérieure de la voix de poitrine n'est pas la même chez tous les sujets : elle dépend d'une foule de conditions, principalement des dimensions du larynx et accessoirement de l'éducation et de l'entraînement du chanteur.

La *hauteur* de la voix dépend du nombre des vibrations de la glotte dans un temps donné, ou, si l'on veut, de la vitesse de vibration. Le son le plus bas perçu par l'oreille est égal à 16 vibrations simples par seconde, et le son le plus élevé a 73 000 vibrations par seconde. Mais il s'en faut de beaucoup que l'étendue de la voix humaine varie dans de pareilles limites. Le FA1 (85 vibrations) et le FA5 sont les notes vocales les plus extrêmes qu'on ait entendues. Habituellement, les limites de la voix humaine sont comprises entre le SOL1, et l'UT5, ce qui fait trois octaves et demi. Dans cet intervalle, l'homme dispose de deux octaves, c'est-à-dire que la note la plus élevée qu'il puisse émettre vibre quatre fois plus vite que la note la plus basse qu'il produise. La voix de femme, plus aiguë, est un peu plus étendue et vibre à l'octave de celle de l'homme. Nous ne voulons, du reste, pas encore entrer dans des considérations musicales sur la hauteur de la voix; cette étude trouvera sa place plus loin quand nous nous demanderons quelle est la cause anatomique des différentes formes de voix. Sans sortir ici de la physiologie physique et anatomique que nous nous sommes imposée, nous pouvons traiter une question particulière qui a essentiellement trait à la hauteur du son : nous voulons parler de la justesse de la voix.

On sait *tenir un son* lorsque, tout le temps que dure l'expiration vocale, on sait maintenir la glotte au même degré de contraction, de sorte que, tout le temps que le son est émis, le nombre des vibrations qu'il produit à la seconde soit constant. C'est là un exercice difficile et qui, bien exécuté, prouve que le larynx est complètement maître de ses mouvements : c'est, comme dit Mandl, la voix déshabillée, la voix mise à nu. Si la tension glottique augmente ou diminue, le son monte ou baisse, et la voix chevrote. C'est un défaut des plus fréquents et qui, en physique, porte le nom de *battements :* il indique la faiblesse de la glotte dont les contractions oscillent d'une façon inégale. — Théoriquement, le chevrotement pourrait avoir lieu par un autre mécanisme, à savoir que, la glotte gardant une position absolument fixe, le courant d'air expiré subisse des oscillations de pression qui amèneraient une inégale tension en largeur des rubans vocaux. Cela n'a pas lieu ; car, étant donné le peu d'influence qu'a sur la hauteur du son la tension ventriculaire des cordes vocales, les variations de pression de l'expiration devraient être considérables pour amener un chevrotement appréciable. — Ce qui arrive habituellement, c'est qu'au moment où elle va se terminer, la note tenue monte d'un à deux tons ; car, dans ces conditions, le chanteur sentant son expiration près de finir, fait un effort pour la prolonger, et substitue à l'expiration normale une expiration forcée, produisant sur la glotte — pendant les quelques secondes finales — une augmentation de pression qui accroît à la fois la tension ventriculaire et la hauteur du son. Cette explication nous semble plus simple et normale, que d'admettre avec Mandl que l'effort que fait le chanteur pour prolonger l'expiration amène une contraction à laquelle participe involontairement le larynx.

Cette inégalité de pression respiratoire qu'il faut éviter dans la note tenue, est au contraire recherchée exprès dans certains cas où le *crescendo* et le *diminuendo* progressifs constituent le *son filé :* la nuance, nous le savons, est d'origine purement pulmonaire. Nous disions en commençant : le larynx reçoit du poumon les nuances toutes faites.

Il est certain qu'à mesure que la force du courant d'air s'accroît, les vibrations glottiques acquièrent une amplitude de plus en plus grande, l'intensité du son augmente ; mais, en même temps, les ligaments vocaux sont soulevés ; leur tension devient plus grande, la note plus aiguë. Voilà précisément ce qu'il faut éviter dans le son filé : la seule chose qui doive varier, c'est l'intensité du son et non sa hauteur. — Or, les chanteurs savent varier à l'infini les proportions du courant d'air sans altérer en rien la valeur du son. Il y a un mécanisme compensateur qui permet cette opération vocale : ce n'est pas dans l'allongement ou le raccourcissement de la trachée qu'il faut le rechercher, comme on l'a dit, c'est dans la diminution de la tension longitudinale des cordes et un peu dans la plus grande ouverture de la glotte en arrière (Bataille). Le son filé, bien plus encore que le son tenu, est en rapport avec le perfectionnement de l'éducation vocale.

Nous n'avons pas à définir la *justesse de la voix :* pour qu'une voix soit juste il faut d'abord que l'oreille soit juste ; et qu'ensuite le larynx étant normalement constitué, les muscles soient suffisamment exercés pour prendre la tension voulue pour chaque son de l'échelle vocale. (Mandl.)

Avoir la voix juste est la principale condition requise pour bien chanter : c'est une question d'une importance telle qu'elle nous justifie d'y insister avant de terminer ce chapitre.

Klunder [1] s'est demandé si la voix humaine peut vibrer d'accord avec tout son donné, ou si, au contraire, elle a des limites de justesse ; pour résoudre ce problème, il s'est adressé à la méthode graphique. Il se servait d'un appareil qui transmettait les vibrations vocales à une membrane munie d'un style incripteur ; et il comparait le tracé ainsi obtenu au tracé que produit un son pur pris comme type. Il est ainsi arrivé aux résultats suivants :

Il n'existe pas de voix absolument juste ; toutes sont fausses ; la justesse relative se mesure au plus ou moins grand écart qui existe entre celle-ci et le son pur pris comme type. Toute voix chevrote. L'erreur permise est de 0, 35 pour 100 vibrations ; ou, si l'on veut, pour un son de 280 vibrations une voix juste peut faire en plus ou en moins l'erreur d'une vibration. Point n'est besoin en effet que la voix soit absolument juste : il suffit qu'elle donne à l'oreille qui l'entend une impression de justesse. Or, l'oreille ne peut apprécier une erreur inférieure à 0, 25 vibrations pour 100 ; entre 0,25 et 0, 35 pour 100 l'erreur est perceptible, mais si faiblement qu'on n'y prête point attention.

1. A. Klunder, *Arch. für Anat. und Phys.*, 1879.

Klunder a encore montré que, pour le son ayant moins de 40 vibrations, il n'y a pas de justesse possible : qu'importe, puisque nous savons que la voix ne peut pas chanter au-dessous de 85 vibrations simples par seconde ? De plus, on sait, grâce à ce moyen graphique, que les mouvements du cœur, qui modifient la pression intrathoracique, ne produisent pas dans la voix de changement appréciable.

Hensen [1] est arrivé à des résultats à peu près analogues, mais moins rigoureux, avec la méthode des flammes chantantes de Koenig, qui ont moins de rigueur scientifique que le procédé de Klunder, attendu que l'impression passagère faite sur la vue par la déformation des flammes n'a pas la valeur d'un document permanent tel qu'un tracé graphique. La direction et la forme de la flamme se réfléchissent sur un miroir prismatique tournant. Des oscillations sont imprimées à la flamme par les vibrations d'une membrane que frappe l'onde sonore vocale ou celle qui émet le son pur pris comme type. Si l'on se met alors à faire tourner rapidement sur son axe le miroir prismatique, on voit la flamme s'y réfléchir sous forme d'une large bande limitée en bas par une ligne droite, et en haut par une ligne très

1. Hensen, *Arch. für Anat. und Phys.*, 1879.

sinueuse dont les dentelures restent constantes pour un son donné, mais varient pour peu que la hauteur de la note en expérience monte ou descende. C'est la comparaison de ces dentelures qui permet d'établir le degré de justesse de la voix.

Cet appareil, dit Hensen, a le grand avantage d'être fort pratique; il pourrait rendre de grands services aux directeurs de théâtre, qui seraient à même de vérifier si les chanteurs ont la voix suffisamment juste pour l'emploi qu'ils doivent tenir.

CHAPITRE III

RÉSONNATEURS DE LA VOIX — TIMBRE

Difficultés de l'étude du timbre de la voix. — Cavités de résonnance sus-glottiques. — Historique du timbre des sons musicaux : Rameau et Helmholtz. — Son fondamental et harmoniques. — Comment on explique en physique les différences de timbre. — Tout corps sonore peut vibrer de deux façons. — Qu'est-ce qu'un résonnateur? — Application de la physique à la phonation. — Les résonnateurs humains ont une propriété spéciale : la contractilité. — A quoi est due une belle voix? — Perfectionnement possible du timbre par l'étude. — Relation des grimaces avec le chant. — Formation de résonnateurs supplémentaires. — Mouvements du pharynx expliquant les oscillations de la trachée. — Le timbre clair et le timbre sombré dépendent des contractions bucco-pharyngiennes. — Rôle des ventricules du larynx : ce sont des résonnateurs en rapport avec l'éclat des voix. — Preuves tirées de leur structure, de l'anatomie comparée et du développement du larynx. — Le résonnateur buccal. — Théorie des voyelles. — Chaque voyelle correspond à une note fixe dite vocable. — Tableau de concordance idéale des voyelles et des notes. — Certains défauts de prononciation ne doivent pas être corrigés, car ils contribuent à embellir le timbre. — Mécanisme et formation des consonnes. Les consonnes sont des temps de repos du larynx : elles appartiennent à la parole, non à la voix. — Le larynx serait inutile si les hommes parlaient à voix basse. — Résonnance nasale immuable, mais intermittente. — Pourquoi les sons nasaux sont-ils désagréables à entendre? — Les chanteurs ont raison de préférer la langue italienne. — Mouvements

du voile du palais dans la prononciation des voyelles claires.
— C'est sur les voyelles OU ou I qu'un son peut être filé le
plus longtemps possible. — Rôle extra-vocal des sinus de la
face.

Il convient de nous arrêter un instant et de
jeter un regard en arrière sur le chemin que
nous avons parcouru, car la route qu'il nous reste
à suivre n'est que tout récemment frayée, et il
importe avant de nous aventurer au milieu des
données nouvelles de l'acoustique moderne, de
bien préciser notre plan de travail.

Jusqu'ici nous avons étudié la physiologie vocale
des régions sous-glottiques et de la glotte, et
nous avons posé en regard des premières, l'intensité; en face de la seconde, la hauteur de la voix;
nous avons insisté sur ce fait que ces deux qualités du son vocal n'ont pas seulement une prédominance relative, mais une localisation absolue
dans chacun de ces départements vocaux, que
l'intensité musicale ou nuance naît dans le poumon, que la hauteur tonique ou note se crée dans
le larynx, et cela, sans suppléance possible. Nous
avons minutieusement étudié le fonctionnement
de la glotte, et, quand nous avons bien connu les
deux facteurs du problème vocal, tension glottique et pression expiratoire, nous les avons mis
en jeu, et fait naître sous nos yeux la voix,
mais seulement la voix glottique qu'il ne faut pas

confondre avec la voix normale. — Nous ne connaissons en effet jusqu'ici que le son au moment où il vient d'être produit par la vibration des cordes vocales inférieures ; c'est le son qu'il nous serait donné d'entendre si nous pouvions supprimer toutes les cavités de résonnance sus-glottiques ; c'est le cri qu'entendait Longet chez le chien dont il avait incisé la membrane thyrohyoïdienne et attiré le larynx au dehors ; c'est le squelette de la voix à qui il manque d'être garni pour devenir cri, parole ou chant.

Cette voix primitive va maintenant traverser les cavités aériennes supérieures, où nous allons la suivre et assister aux modifications et perfectionnements qu'elle va subir avant de parvenir à nos oreilles ; et ainsi naît la troisième qualité du son vocal, le *timbre*.

Le timbre est d'origine exclusivement sus-glottique comme l'intensité ou la hauteur sont de formation sous-glottique ou glottique. En revanche, les cavités sus-laryngiennes n'ont aucune autre fonction vocale que celle que nous leur reconnaissons ; certes, en assourdissant, en assombrissant le timbre de la voix, elles peuvent en diminuer l'intensité, mais on ne saurait porter à leur actif cette action toute secondaire et négative. Jamais, au grand jamais, ni la cavité pharyngienne, ni la bouche, ni les fosses nasales n'ont exercé la moindre influence sur la hauteur de la voix; telle la note est produite par la glotte, telle elles doivent la laisser passer intacte et immuable.

On ne sait pas encore, ou du moins on ne sait qu'imparfaitement quel est le rôle propre de chacune des cavités de résonnance que la nature a placées en aval de la glotte; mais leur action d'ensemble est maintenant parfaitement définie et démontrée. L'appareil sus-glottique produit le timbre de la voix en ajoutant au son laryngé fondamental des harmoniques dans une variété infinie de proportion telle qu'il n'est pas en ce monde deux voix absolument semblables.

Lorsque plus haut nous avons voulu expliquer la formation de l'intensité et de la hauteur de la voix, nous nous sommes servis des données de la physique expérimentale; mais les résultats obtenus par les physiciens dans cette série d'expériences sont si sûrs et si anciennement connus que nous nous sommes tout à fait dispensés de reproduire l'essence des théories scientifiques sur lesquelles nous nous fondions dans nos démonstrations laryngées. — Il n'en est pas de même pour ce qui concerne le timbre. Il y a douze ans, les livres de physique étaient muets sur ce sujet; ce n'est que dans ces dernières années que les traités de la phonation, qui ont paru depuis les travaux d'Helmholtz, ont commencé à appliquer les récentes découvertes scientifiques à la théorie physique de la voix. Cela nous autorise et même nous oblige à rapporter ici ce qu'on sait maintenant être la caractéristique vraie du timbre d'un son.

Rameau avait déjà remarqué au siècle dernier que, lorsqu'on écoute avec attention une note quelconque, on reconnaît l'existence de plusieurs sons simultanés, ajoutés au son qui caractérise la hauteur de la note entendue, et dont l'intensité est beaucoup moindre. Mais cette observation resta longtemps une simple curiosité musicale sans que les physiciens songeassent à en tirer une loi. — De leur côté, les fabricants d'orgues avaient trouvé par tâtonnements que pour rendre plus beau et plus plein le son d'un tuyau, il fallait lui adjoindre une fourniture, c'est-à-dire de 3 à 7 tuyaux d'étain, de sons plus aigus que la note fondamentale et accordés à l'octave ou à la quinte les uns des autres; ces fournitures étaient pour les fabricants une énigme, car elles donnaient à l'oreille la sensation d'une seule note, la plus grave de l'assemblage. — Helmholtz [1] vint qui démontra que chaque son musical n'est qu'un ensemble de notes, une « fourniture » : découverte merveilleuse qui créa une nouvelle branche de l'acoustique et d'emblée la fit complète et parfaite.

1. Helmholtz, *Die lehre von den Tonempfindungen als physiologische Grundlage für die Theorie der Musik.*

Certains sons donnent à une oreille exercée à l'analyse la sensation d'une note unique; ainsi fait le diapason : ces sons sont dits *simples*. Au contraire, les sons dans lesquels il est possible de distinguer des notes accessoires sont dits *composés :* ex. : sons des instruments à cordes. Ces notes surajoutées au son fondamental portent le nom d'harmoniques : ces notes ne sont point distribuées au hasard, mais font partie d'une série de sons dont les nombres de vibrations sont les multiples exacts des nombres de vibrations n du son fondamental. La série complète des harmoniques est donc $2n$, $3n$, $4n$, $5n$, $6n$, $7n$,... $(N + 1)\, n$. Étant donné, par exemple, le son fondamental LA_1 qui équivaut à 217,5 vibrations simples par secondes, la série de ses harmoniques sera :

LA_1	$=$		n	$=$	217,5 vibrations.
LA_2	$=$	2	n	$=$	435 —
MI_3	$=$	3	n	$=$	652,5 —
LA_3	$=$	4	n	$=$	870 —
$UT^{\#}_4$	$=$	5	n	$=$	1087,5 —
MI_4	$=$	6	n	$=$	1305 —
»	$=$	7	n	$=$	1522,5 —
LA_4	$=$	8	n	$=$	1740 —
SI_4	$=$	9	n	$=$	1957,5 —
$UT^{\#}_5$	$=$	10	n	$=$	2175 —
»	$=$	11	n	$=$	2392,5 —
MI_5	$=$	12	n	$=$	2610 —
»	$=$	13	n	$=$	2827,5 —
»	$=$	14	n	$=$	3045 —
$SOL^{\#}_5$	$=$	15	n	$=$	3262,5 —
LA_5	$=$	16	n	$=$	3480 —

Ce tableau montre :

1° Que les six premiers termes de la série appartiennent à l'accord parfait ;

2° Que certaines de ces harmoniques $7n$, $11n$, $13n$, $14n$ n'appartiennent pas à la gamme ;

3° Enfin que certaines notes (pour cette série par ex. : RÉ et FA♯) la quarte et la sixte, ne peuvent jamais se trouver dans une série d'harmoniques, quelque loin qu'on la prolonge.

Mais chacun des sons que nous entendons est loin de présenter toute cette série d'harmoniques : certains d'entre eux sont plus ou moins riches en *sons partiels*. Or Helmholtz a parfaitement démontré que de ces différences dans la superposition des harmoniques au son fondamental naissent les différences de TIMBRE : le timbre d'un son est donc intimement lié à l'existence et à la nature de ses harmoniques, et — ceci est extrêmement important pour la théorie de la voix — il change lorsque change le nombre des sons additionnels ou *lorsque change leur intensité relative*. Rappelons-nous toujours bien cela et servons-nous-en pour établir la théorie des résonnateurs de la voix, dont nous n'avons jusqu'ici signalé l'existence que d'une façon très vague.

Les harmoniques dépendent de la FORME *de la vibration du corps sonore ;* dans la voix donc, les harmoniques, très abondantes — hâtons-nous

4.

de le dire — sont intimement liées à la vibration glottique. L'appareil sus-glottique n'ajoute pas à la voix laryngée des harmoniques qu'il ne peut pas produire de toutes pièces, car toutes les harmoniques naissent en même temps que le son fondamental au niveau des cordes vocales inférieures ; mais *les cavités sus-laryngiennes renforcent telle ou telle harmonique*, et, suivant la façon dont cette résonnance est conduite, naissent le timbre d'ensemble de la voix de l'individu et le timbre propre de chaque voyelle. En un mot, le pharynx renforce les harmoniques, mais il ne crée pas ; il n'est pas corps vibrant, il n'est que résonnateur. — Mais, avant d'aller plus loin, insistons un peu sur ce qu'on appelle, en physique, un résonnateur.

Tout corps vibrant peut faire résonner à son tour un corps susceptible de vibrer, par les deux procédés suivants : par *vibrations transmises*, lorsqu'il y a entre le corps influençant et le corps influencé un trait d'union quelconque, un moyen de conductibilité sonore ; ou par *vibrations par influence* : dans ce cas, les deux corps ne sont plus en connexion directe, mais le second vibre pour son compte spontanément et à l'unisson du premier, et continue même à vibrer après que celui-ci a été réduit au repos. Sur ce second principe sont fondés les résonnateurs. Ce sont des corps creux,

des cylindres, des sphères (Helmholtz), susceptibles de vibrer et portant un orifice; quelquefois des
tubes, mais dont une extrémité doit toujours être
de petit diamètre. Si l'on tourne le grand orifice
d'une de ces sphères vers un corps qui vibre, la
sphère se met à résonner et renforce considérablement le son qui l'a influencée; mais elle ne
résonne qu'à condition qu'elle soit accordée. Les
résonnateurs, en effet, peuvent présenter des différences infinies de dimensions et de capacité, telles
qu'ils puissent correspondre à tous les sons ima-
ginables; mais chacun d'eux ne peut vibrer que
pour une note donnée ou pour une de ses harmoniques, et cette note est précisément celle qu'il
produirait si l'on venait à lui faire rendre directement un son. Si, par exemple, devant une anche
de laiton qui donne le son MI_2, on fait successivement passer trois résonnateurs accordés en UT_2,
$RÉ_2$ et MI_2, on voit les deux premiers rester muets,
tandis que le troisième vibre avec intensité, et
rend le son primitif plus harmonieux et plus fort.
— Une autre expérience permet de vérifier ce fait.
Si l'on tourne, vers une corde qui vibre, l'orifice
d'un cylindre creux dont le fond est mobile à
l'aide d'une vis et qu'on fasse varier la longueur
de ce cylindre, on trouvera une position du fond
telle que le son de la corde soit renforcé au maximum; en deçà et au delà la résonnance n'a pas

lieu; à ce moment l'air contenu dans le cylindre vibre exactement avec la même rapidité que la corde.

Un résonnateur peut encore vibrer s'il est accordé, non plus avec le son influençant, mais avec une de ses harmoniques. — Soit un son primitif LA_1; le résonnateur qui donne le son LA_1 entre aussitôt en vibration; de même se comportent ceux qui donnent le son LA_2, MI_3, LA_3; mais les résonnateurs accordés aux RÉ ou aux FA# restent muets, car nous savons que la quarte et la sixte d'un son donné sont toujours exclues de la série de ses harmoniques.

Si, étant donnée une note, à l'aide d'une disposition spéciale des résonnateurs, on renforce celles de ses harmoniques qui appartiennent à l'accord parfait, surtout l'octave et la douzième, on perçoit un son plein, mélodieux et extrêmement agréable. Si, au contraire, on se contente de renforcer celle de ces harmoniques qui comme $7n$, $9n$, $11n$, $13n$, sont dissonantes avec la note fondamentale, le son obtenu est dur, mordant, strident, généralement pénible à entendre et même, si l'on a eu soin d'éliminer toutes les harmoniques de tierce, de quinte et d'octave, profondément désagréable.

Toutes ces données de l'acoustique trouvent leur application dans le fonctionnement du système sus-glottique. Celui-ci se compose d'une certaine quantité de résonnateurs : ventricules du larynx, pharynx, bouche, fosses nasales, sinus; mais leur nombre est éminemment restreint comparativement à l'abondance des différentes notes que peut émettre le larynx, et à la foule énorme des harmoniques qui les accompagnent; ils ne pourraient suffire à leur tâche s'ils ne jouissaient d'une propriété toute spéciale, et que la physique ne prévoit pas : la contractilité. Et, en effet, de même que la glotte est susceptible de se modifier à l'infini, les cavités de résonnance peuvent prendre toutes les dimensions nécessaires pour renforcer toutes les harmoniques qui se présenteront; à la glotte, anche vivante, nous pouvons opposer le pharynx, résonnateur vivant. En somme, le pharynx n'est que l'analogue de ce cylindre creux dont nous parlions plus haut et qui seul, grâce à son fond mobile, peut suppléer toute la série des résonnateurs fixes d'Helmholtz.

En réalité, quel que soit le son expiratoire émis par le larynx, il se trouve immédiatement renforcé lui et quelques-unes de ses harmoniques, par les cavités de résonnance qu'il rencontre sur son passage. Ce qui, suivant nous, nécessite que ces cavités soient plusieurs et non pas une, c'est que lorsque la note glottique sort, elle n'est pas seule renforcée, mais quelques-uns des sons partiels le sont en même temps qu'elle : la voix, avons-nous dit, étant très riche en harmoniques. Or, malgré toute la contractilité et la souplesse des résonnateurs humains, chacun d'eux ne peut à la fois renforcer qu'un seul son ; et les harmoniques étant nécessaires pour donner à la voix sa rondeur et son volume, avec un seul résonnateur contractile pouvant renforcer toutes les notes, il est vrai, mais jamais deux en même temps, le son vocal eût pris le caractère maigre de celui d'une flûte ou d'un flageolet.

De ces résonnateurs divers, quel est celui qui renforce le son fondamental, quels sont ceux qui ont mission de fortifier les harmoniques? Nous ne le savons pas, et il serait très hasardeux de vouloir le supposer. Étant donné que les résonnateurs sont de plus en plus grands à mesure qu'il sont accordés avec des notes de plus en plus graves, peut-être est-ce la cavité pharyngienne qui à tous moments s'accorde avec le son glottique initial, étant bien plus volumineuse que les ventricules laryngiens ou que la cavité buccale qui — ceci est mieux établi — peut se scinder en deux parties distinctes, vibrant chacune pour son compte..... Mais ne nous égarons pas dans ce champ d'hypothèses par trop gratuites.

D'autre part, comme la configuration anatomique du pharynx et du larynx, absolument comme

celle des autres parties du corps, varie à l'infini
chez les individus de l'espèce humaine, et qu'il
n'y a pas de parallélisme de développement entre
le larynx et les cavités sus-laryngiennes, il en
résulte que, chez certaines personnes, l'appareil
de résonnance est mieux disposé, mieux combiné
pour répondre aux nécessités acoustiques du
fonctionnement de la glotte; il est, si l'on veut,
plus ou moins bien accordé avec le larynx. Or, là
est, nous en sommes persuadés, la cause anatomique du timbre des voix. L'homme dont ces cavités sont disposées pour renforcer les harmoniques de l'accord parfait, principalement l'octave
et la douzième, aura une voix harmonieuse; celui
au contraire chez qui le pharynx et la bouche renforcent les dissonances, les termes $7n$, $9n$,
$11n$, etc., celui-là aura la voix dure, stridente,
laide; comme on dit vulgairement, il n'aura pas
de voix. Peu importent alors les qualités d'intensité et de hauteur. Souvent des chanteurs à la
voix grêle et peu étendue font sur l'oreille une
impression bien plus suave que d'autres à la voix
puissante et riche en notes extrêmes, mais dont le
timbre est mauvais; c'est que les premiers ont
des cavités de résonnance naturellement bien ac-
cordées avec leur instrument; c'est qu'ils ont la
chance d'avoir justement la bouche et le pharynx
qui convenaient le mieux à la disposition de leur

glotte. Un superbe pharynx et un larynx modèle mal accouplés donnent de piètres résultats; aux soprani, les petits résonnateurs, aux basses, les grandes cavités de résonnance; si, par un artifice étrange, on avait pu faire chanter le larynx de la Malibran dans le pharynx de Lablache, on n'aurait obtenu, qu'un son pitoyable, grotesque et rebelle à toute tentative musicale.

Cette théorie n'est certes pas consolante pour les chanteurs; et ceux dont la voix très étendue cherche surtout par le travail à s'adoucir ou à s'arrondir doivent-ils donc renoncer à tout espoir de se perfectionner de ce côté? Non, heureusement : il en est de cette organisation pharyngienne du timbre comme de la prédestination de structure du larynx; vraie et fixe pour tous les cas types, elle peut subir des atténuations et des modifications pour les cas de transition. — L'exercice et le travail, qui à une voix déjà étendue savent ajouter une ou plusieurs notes, peuvent aussi améliorer les résonnateurs et les accorder artificiellement aux sons glottiques, et cela d'autant mieux que les lois qui président au timbre n'ont pas la rigueur draconienne de celles qui régissent la hauteur des sons. Une erreur de $1/300^e$ par seconde sur un nombre donné de vibrations n'échappe ni aux appareils enregistreurs ni même à l'oreille; tandis que, pour ce qui a trait au timbre, il suffit que les résonnateurs soient à très peu de chose près accordés avec une note donnée pour la renforcer; d'ailleurs n'est-il pas vrai qu'une voix est juste ou fausse sans autre alternative possible, tandis qu'elle est susceptible de plusieurs manières d'être, sans cesser d'être harmonieuse?

Dans tout l'appareil de résonnance pris en bloc, c'est surtout sur les parois musculaires souples et le mieux soumises à l'action de la volonté, que le travail aura de l'influence; c'est par une modification apportée au jeu des lèvres et des joues, bien plus que par un changement d'action des ventricules laryngiens ou des fosses nasales, que l'on arrivera à mettre artificiellement les résonnateurs sus-glottiques d'accord avec une note vocale dont les belles harmoniques ne seraient pas naturellement renforcées tandis que les dissonances s'y accentueraient. Telles sont les causes et l'origine de ces grimaces que font certains chanteurs en émettant certaines notes, trucs habiles que rarement ils ont trouvés eux-mêmes, et que souvent leurs professeurs leur ont enseignés sans motifs autres que l'acquis de leur expérience. Il est cependant à remarquer que ces grimaces, ces contorsions de la bouche, ne se font que sur un nombre restreint de notes données, toujours les mêmes, généralement très aiguës, ce qui appuie encore une fois notre dire qu'il s'agit là d'un procédé de perfectionnement et nullement d'une méthode de remaniement total de la voix. « La comtesse M..., raconte Bennati, » — que cite P. Koch — « très bonne chanteuse, fait voir, chaque fois qu'elle chante l'UT$_5$, une déviation de la bouche à gauche : en examinant une fois la bouche pendant la production de ce son élevé, Bennati trouve que cette espèce de rigole que la langue forme chaque fois dans les sons élevés de fausset, au lieu d'occuper le milieu de la langue, se trouvait déplacée vers le côté gauche de cet organe. Ce remplacement, ajoute-t-il, n'est cependant possible que jusqu'à un certain point; si les disproportions anatomiques deviennent trop éclatantes....., on a beau faire des exercices, ils ne servent à rien. » — Ce défaut est malheureusement des plus fréquents ; sur nos scènes lyriques, il ne se passe pas de soirée où l'on n'ait occasion d'observer des contorsions de la bouche, qui généralement est deviée en bas et à droite, ou des gonflements d'une joue ou encore d'autres déformations dont le nombre et les particularités sont infinis. Lorsque ces grimaces sont habilement dissimulées, passe encore; mais vraiment elles acquièrent parfois une telle exagération qu'on a le droit de se plaindre de ce qui n'est en somme qu'une tricherie vocale.

Le pharynx est évidemment le chef des résonnateurs sus-glottiques, et c'est lui surtout que nous avons eu en vue dans nos précédentes descriptions. Sa constitution musculaire compliquée lui permet d'affecter les formes les plus diverses, et les parois osseuses sur lesquelles il repose immédiatement dans sa moitié supéro-postérieure lui donnent une grande puissance de vibrer ; moins rigide, le pharynx ne se fût pas mieux contracté, mais il eût beaucoup moins bien vibré ; au contraire, entièrement osseux ou cartilagineux, il fût devenu un résonnateur inintelligent comme les sphères d'Helmholtz. — On sait la structure de cet organe ; elle n'a que faire d'être ici décrite. On comprend, en l'étudiant, que la couche superficielle longitudinale des muscles styliens en raccourcisse la longueur, tandis que les trois constricteurs sous-jacents en diminuent le calibre, acte d'autant plus merveilleux qu'avec de très légères modifications il peut indifféremment servir à la déglutition ou à la résonnance des sons glottiques.

Voilà donc pourquoi le larynx s'élève [1] dans la production des sons aigus, s'abaisse dans l'émission des sons graves ; voilà la clef du mystère de la tension et du relâchement alternatifs de la tra-

---

1. Aux dernières limites supérieures de la voix, la tête se renverse un peu en arrière pour faciliter l'ascension du larynx.

chée ; chaque fois qu'une note se forme à la glotte, les résonnateurs pharyngiens s'accordent instantanément avec elle, ou avec une de ses premières harmoniques, car il est peu probable que la résonnance s'exerce sur les termes élevés de la série ; et, pour ce faire, ils se raccourcissent avec une précision de contraction qui est pour le chanteur ce que la finesse d'action des interosseux palmaires et dorsaux est pour le pianiste. Pour peu que l'écart entre deux sons laryngés soit prononcé, le chanteur perçoit parfaitement les différences de contraction de son pharynx ; cela est surtout remarquable dans les chants des peuplades tyroliennes dont les mélodies comportent dans leurs refrains des sauts de plus d'une octave. Enfin, avons-nous besoin de répéter encore que la fausse dénomination de voix de tête n'a pris naissance que parce que, dans les sons du fausset, la contraction du pharynx devient telle qu'elle peut faire oublier le rôle du larynx ?

Ces modifications du pharynx [1], indispensables à la résonnance de la voix, sont si variées que, pour une même note, le système pharyngien peut se disposer de façon à renforcer soit les harmoniques élevées, soit seulement les harmoniques

---

1. Ce que nous disons du pharynx s'applique aussi à la cavité buccale dont nous ne tenons pas compte en ce moment pour ne pas compliquer notre description.

graves; dans le premier cas la voix a le *timbre clair* (voix blanche); dans le second, le *timbre sombré* [1]; il est donc, *a priori*, de toute évidence que, dans la voix claire, où il s'agit de renforcer des notes aiguës, le pharynx se contractera beaucoup plus que dans la voix sombrée, où des harmoniques graves réclament un résonnateur plus grand; notons, en passant, sans chercher à l'expliquer, que, dans les deux cas, le son fondamental laryngé reste le même, et qu'il est de toute probabilité qu'il est aussi renforcé.

Dans le *timbre clair*, le larynx est élevé, le tuyau sonore plus court, la bouche largement ouverte; en somme le pharynx est non seulement raccourci, mais contracté et rétréci dans toutes ses dimensions. Quant à l'allongement du porte-vent, nous savons à quoi nous en tenir sur sa valeur vocale.

Dans le *timbre sombré* [2], le pharynx devient beaucoup plus grand quoique la note laryngée soit la même; la bouche se ferme presque, mais s'arrondit et accroît ainsi tous ses diamètres; enfin la trachée se raccourcit car le larynx s'abaisse [3].

1. La différence de ces deux timbres se fait surtout sentir dans l'aigu d'un registre : elle ne commence à être bien appréciable qu'à partir du RÉ$_2$ (Garcia, *l'Esculape*, 1841).

2. La rondeur (le volume) de la voix, mot d'argot qui n'implique aucune idée d'intensité, se fait surtout valoir dans le *timbre sombré*.

3. Martel (*Rev. bibl. des sc. méd*, 1885, n° 5) croit qu'entre

Nous pourrions encore insister et donner d'autres détails sur le rôle vocal du pharynx; mais cette question a déjà reçu assez de développements; il importe aussi de faire la part des autres résonnateurs. Plus loin, quand nous parlerons du fonctionnement vocal de la bouche, nous pourrons, s'il y a lieu, étendre de temps en temps nos explications jusqu'au pharynx voisin. Immédiatement au-dessus de la glotte se trouvent deux cavités nommées *ventricules du larynx :* nous pouvons nous demander à quoi elles servent.

D'abord, ont-elles une utilité réelle? Cela pour nous ne fait pas de doute. Leur refuser tout rôle, quel qu'il soit, ce n'est plus discuter de la phy-

le timbre clair et le timbre sombré de la voix de chant il n'y a pas seulement une différence dans le mode de résonnance; mais que ces deux manières d'être du chant sont commandées chacune par une disposition laryngée spéciale.

Dans la voix blanche, la glotte inter-aryténoïdienne est absolument fermée.

Dans la voix sombrée, le muscle ary-aryténoïdien se relâche, la glotte postérieure s'entr'ouvre un peu, les crico-aryténoïdiens latéraux se contractant seuls pour accoler les apophyses vocales des aryténoïdes. Par l'ouverture interaryténoïdienne s'écoule une colonne d'air silencieuse que le chanteur règle à volonté : et plus la fuite d'air interaryténoïdienne est considérable plus la voix est sombrée.

Il s'ensuit que, dans la voix sombrée, il y a une partie de l'air expiré en pure perte, et que le timbre sombré est plus doux, mais aussi plus sourd et plus fatigant que le timbre clair ou voix blanche.

A l'appui de sa théorie, Martel signale ce fait que la durée d'émission du SOL_2 en voix blanche est de 35 secondes, tandis que la même note, émise en voix sombrée, dure à peine 20 secondes.

siologie laryngée, c'est toucher à la plus grande des lois naturelles.

Bien des auteurs ont dit et répètent encore qu'elles ont pour but de faciliter la vibration des cordes vocales inférieures, en leur laissant un champ plus libre pour leurs oscillations. Voilà une raison que nous comprenons mal. Est-ce donc que si les cordes vocales étaient insérées perpendiculairement sur une paroi lisse, elles ne pourraient pas se mouvoir? Est-ce que le vide laryngien qui les entoure ne suffit pas à leurs évolutions, et fallait-il encore que la nature leur créât des cavités de dégagement? Soit : admettons que les deux ventricules soient indispensables pour permettre aux vibrations des cordes vocales inférieures de se développer en toute liberté; mais, alors, pourquoi n'y en a-t-il pas aussi une autre paire au-dessous de la glotte? Est-ce que les vibrations simples du plan sous-glottique n'ont pas exactement la même étendue que les vibrations simples sus-glottiques? Toute vibration double est un mouvement pendulaire : et à chaque instant l'amplitude d'oscillation est exactement symétrique de part et d'autre de l'axe médian. Donc, nous ne comprenons pas comment les ventricules servent à faciliter le jeù des cordes vocales; nous comprenons, au contraire, parfaitement qu'ils se comportent comme des résonnateurs. Tout le démontre :

nous nous contenterons de deux arguments tirés de leur structure et de l'anatomie comparée.

Pour que nous ayons le droit de dire que les ventricules agissent comme résonnateurs vocaux, il nous faut prouver qu'ils sont susceptibles de varier à volonté leur capacité.

Béclard [1], étudiant les divers faisceaux du muscle thyro-aryténoïdien, décrit deux d'entre eux, le thyro-aryténoïdien externe, et au-dessus de lui le thyro-membraneux, comme formant une couche musculaire qui tapisse toute la partie externe des ventricules, et il ajoute : « Ces muscles étalés, qui doublent le fond des ventricules de Morgagni, augmentent par leurs contractions la rigidité des parois des ventricules. Leurs contractions ont sans doute aussi.pour effet de modifier la forme et la capacité de ces cavités en diminuant leur profondeur et aussi leur hauteur verticale, si on tient compte de la déviation de leurs fibres en arrière et en haut. »

Hopmann [2] a découvert une couche musculaire spéciale, traversant le ventricule du haut en bas et de dehors en dedans en formant une grande partie de ses parois. Ce muscle serait la portion terminale du *stylo-laryngien* de Luchska ; mais cet auteur, qui l'avait entrevu, l'avait cru à tort

1. J. Béclard, *loc. cit.*
2. Hopmann, *Berlin. Klinisch. Wochenschs.*, 1865, N° 4.

formé de quelques faisceaux grêles et inconstants. Il adhère intimement à la muqueuse ventriculaire; c'est donc, dit-il, une vraie couche musculo-muqueuse, dont les contractions rétrécissent de plus en plus les ventricules à mesure que les sons deviennent de plus en plus aigus, et cela surtout dans la partie antéro-externe de ces cavités.

Si nous complétons cet appareil musculaire par le thyro-aryténoïdien interne en bas et le muscle décrit par Rudinger dans la corde vocale supérieure en haut, nous constituerons ainsi un appareil contractile, englobant absolument les ventricules, et pouvant, à chaque contraction, en rétrécir la cavité et en diminuer l'orifice. C'est plus qu'il n'en faut pour constituer un bon résonnateur vivant.

Du reste, la situation des ventricules est exceptionnellement avantageuse. Nous savons que plus on rapproche un résonnateur de la source sonore, plus les vibrations deviennent intenses : or, les ventricules sont situés aux lieux mêmes de production des ondes vocales, et leurs orifices sont tournés de façon à les capter dès leur naissance, de telle sorte que, malgré leurs petites dimensions, ces cavités doivent avoir une influence notable sur le timbre de la voix. Leurs petites dimensions, comparées à celles du pharynx ou de la bouche, ne permettent pas de douter qu'ils n'aient pour rôle de renforcer les harmoniques très élevées des notes glottiques ; or, comme d'une part les termes élevés de la série harmonique sont en général dissonants avec le son fondamental (ainsi $12n$ est seul accordé à la quinte, tandis que $11n$, $13n$, $14n$, ne font pas partie de l'accord parfait et même n'appartiennent pas à la gamme), et que, d'autre part, nous savons que le renforcement d'une des harmoniques discordantes donne au son quelque chose de dur et d'éclatant, nous pouvons énoncer en toute apparence de vérité que les ventricules rendent la voix criarde et stridente, ou même simplement claire et sonore. Leur situation même plaide aussi en faveur de notre théorie.

Voici ce que nous dit l'anatomie comparée. Nous aurions trop beau jeu à nous appesantir sur l'exemple par trop connu du singe hurleur (et aussi de l'orang et du macaque) où les ventricules se prolongent sur les parties latérales, entre le bord supérieur du cartilage thyroïde et l'os hyoïde, et font saillie de chaque côté sous la muqueuse de la base de la langue.

Le chien, dont l'aboiement a un timbre spécialement sonore et strident, a des ventricules très amples à ouverture étroite, malgré que ses cordes supérieures soient fort peu marquées (ce qui prouve, en passant, que l'existence des ventri-

cules n'est pas chez l'homme la simple conséquence de celle des cordes vocales supérieures).

En revanche, le lion et le tigre, dont les rugis-
sements ont un caractère sourd et sombre, n'ont
pas du tout de ventricules.

L'absence totale de ces cavités ventriculaires
chez la plupart des rongeurs a peu de valeur pour
notre théorie, car chez eux le fonctionnement du
larynx est presque nul.

Plus intéressante pour nous est l'anatomie laryngienne des ruminants : le bœuf, le bison n'ont
qu'un rugissement sourd, ce qui s'accorde parfaitement avec ce fait qu'il n'y a pas chez eux de
ventricules.

Enfin, à l'inverse de celui de tous les reptiles,
qui la plupart du temps n'ont ni voix ni ventricules, le larynx de la grenouille, dont le coasse-
ment est si éclatant, si mordant, possède deux
énormes poches ventriculaires qui font saillie des
deux côtés de la gorge, et qui, chaque fois que
l'animal coasse, forment deux tumeurs tendues
et vibrantes, parfaitement visibles.

En voilà assez, ce nous semble, pour justi-
fier toutes nos idées touchant le rôle des ventricules ; mais nous voulons encore puiser un
dernier argument dans l'étude du développement du larynx humain. S'il est un âge où la
voix humaine a quelque chose de criard, de

strident, de perçant, c'est assurément dans les premières années de la vie (abstraction faite de toute hauteur tonique); or, l'anatomie nous apprend qu'à cet âge les ventricules de Morgagni sont, relativement aux autres parties du larynx, beaucoup plus développés, plus larges et plus profonds qu'ils ne le seront plus tard.

Certes, on pourrait nous objecter : « Mais vous n'êtes pas conséquents avec vous-mêmes : vous dites plus haut que les ventricules, étant de petits résonnateurs, renforcent les harmoniques aiguës et par là rendent la voix stridente; et, d'après vos exemples, on conclut qu'au contraire la voix est d'autant plus perçante que les résonnateurs ventriculaires sont plus développés. » Mais, d'abord, nous prétendons que les ventricules rendent la voix stridente autant par leur situation spéciale que par leur conformation; et d'ailleurs quelque capacité qu'aient les ventricules dans les exemples que nous avons cités, ils sont toujours bien loin d'égaler en dimensions le pharynx et la bouche, à qui ils laissent les harmoniques graves, tandis qu'eux-mêmes ne se chargent que des harmoniques élevées. Ce que nous avons voulu prouver, c'est que, étant donné comme règle fixe que les ventricules ne peuvent résonner que pour les termes les plus élevés de la série Nn, ces harmoniques aiguës seront bien renforcées quand les ventricules auront une belle conformation; mal, s'ils sont incomplètement développés, et pas du tout s'ils sont absents. Donc, jusqu'à preuve du contraire, nous admettrons cette hypothèse : que les ventricules du larynx sont en rapport avec le timbre mordant et strident de la voix.

La *bouche*, comme le pharynx, fait office de résonnateur, et renforce, dans la note laryngée fondamentale, celles des harmoniques pour lesquelles l'accordent momentanément sa forme et sa capacité. Plus encore même que la cavité pharyngienne, la cavité buccale modifie le timbre vocal, car, grâce à l'étrange souplesse de la langue, elle peut passer par tous les degrés d'ouverture, et même peut accoler ses parois au point de s'obturer complètement, ce qui est impossible chez le pharynx, dont le degré de constriction a des bornes. Du reste, l'expérience pathologique de chaque jour ne nous apprend-elle pas qu'une dent arrachée (Koch), une amygdale enlevée [1] (Saint-Germain), une stomatite ou une gingivite partielles modifient parfois la voix au point de la rendre pendant quelque temps presque méconnaissable pour qui était habitué à l'entendre avant son altération?

Mais, parmi les nombreuses harmoniques qui

1. L'hypertrophie des amygdales assourdit la voix, et, chez les jeunes filles, rend difficile l'émission des notes de tête.

sortent du larynx, la cavité buccale fait à chaque instant un choix tout spécial, commandé par les nécessités de la phonation, du langage articulé, et *qui aboutit à la formation des voyelles.* Voilà ce qu'a démontré Helmholtz; et c'est là certainement le fait le plus curieux de la physiologie vocale.

Si, devant la bouche faisant fonction de résonnateur, et disposée de façon à produire le son A (sans toutefois que la voix laryngée vienne le faire résonner), on fait vibrer différents diapasons, celui qui donne le $SI_3^\flat$ est seul renforcé. — La cavité buccale est donc à ce moment un résonnateur accordé à la note $SI_3^\flat$. La contre-épreuve est facile à faire; la bouche restant toujours dans la position A, si on la fait vibrer à l'aide d'un courant d'air insufflé du dehors par le porte-vent d'une soufflerie percée d'une fente étroite, ou insufflé du dedans par l'expiration pulmonaire (voix chuchotée), on obtient un son propre qui correspond à la note $SI_3^\flat$ et en même temps produit la voyelle A.

Cette expérience, répétée sur les autres voyelles, a donné comme caractéristique de chacune d'elles, une note propre, spéciale, une *vocable* (Jamain).

Helmholtz, avec les résonnateurs, Kœnig, au moyen des flammes manométriques, ont fait l'analyse des voyelles; et ils sont arrivés à des résultats différents dans le détail, mais identiques quant au fond, à savoir que *chaque voyelle est caractérisée par une note, une vocable fixe*, dont la hauteur est absolument indépendante de celle du son laryngé, et qui ne change jamais, quelles que soient les variations que subisse la note glottique

D'après Helmholtz [1]

OU	est caractérisée par la note	FA_2
O	— —	$SI\flat_3$
A	— —	$SI\flat_4$

Les autres voyelles correspondent à deux notes :

É	à	FA_3	et	$SI\flat_5$
I	à	FA_2	et	$RÉ_6$
AI	à	$RÉ_4$	et	SOL_5
EU	à	FA_3	et	UT_5
U	à	FA_2	et	SOL_5

En somme, comme le disait l'an dernier M. J. Lefort à l'Académie [2], les voyelles ne sont

---

1. Kœnig est arrivé à des résultats différents. Voici sa notation :

OU	a pour vocable	$SI\flat_1$
O	—	$SI\flat_2$
A	—	$SI\flat_3$
É	—	$SI\flat_4$
I	—	$SI\flat_5$,

(le LA du diapason normal étant le $LA_3 = 870$ vibrations simples.)

On voit donc qu'ici, en prenant OU comme son fondamental, O représente la première octave, A la seconde, É la troisième, I la quatrième. Qu'on adopte cette notation ou qu'on se serve, comme nous, de celle d'Helmholtz, peu importe, car la théorie des voyelles reste toujours la même : son application pratique seule varie.

2. Comptes rendus. *Acad. sciences*, 1883, avril.

pas des timbres, mais des notes de hauteur différente d'un même instrument.

Voici comment on pourrait traduire les voyelles
en notation musicale.

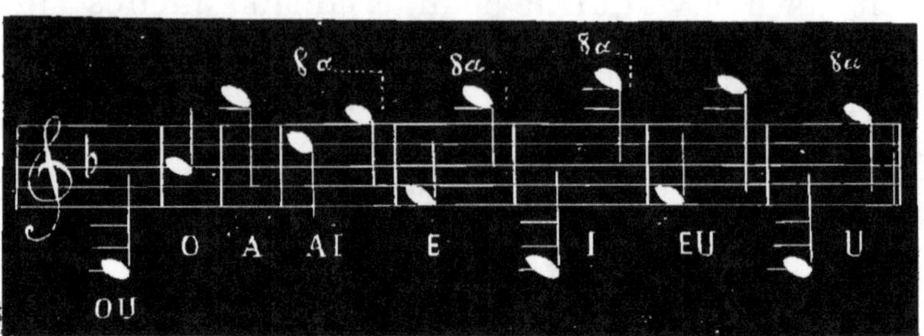

Ainsi, encore une fois, les vocables des voyelles
ne changent jamais, quelle que soit la note chantée
par la glotte.

Cette théorie semble au premier abord avoir
quelque chose d'absolument incompatible avec
nos précédentes explications. N'avons-nous pas
déclaré les résonnateurs sus-glottiques incapables
d'ajouter une harmonique quelconque au son
laryngé, et ne pouvant renforcer que celles qui
contiennent, dès leur naissance, les notes émises
par le larynx? Eh bien, cela est toujours vrai;
seulement il nous faut maintenant tenir compte
d'une donnée peu importante que nous avions
alors négligée, le son propre de la cavité buccale,
appréciable seulement dans la voix aphone et
normalement écrasé par l'intensité de la voix
haute. Or, que va-t-il arriver s'il y a antagonisme

entre la voyelle et la note qui lui correspond, comme cela se présente à chaque instant dans une partie d'opéra?

Soit la voyelle $A = SI_4^\flat$. Si elle est chantée sur le son $MI_3^\flat$, la vocable d'A coïncidera avec l'harmonique de douzième (terme $3n$) de la note laryngienne; il y aura donc concordance absolue entre les résonnateurs et l'instrument; la note sera éclatante et la voyelle parfaitement exprimée.

Prenons au contraire la voyelle $O = SI_3^\flat$, et chantons-la sur la note FA_3. Or, d'une part, nous savons que jamais la série harmonique d'un FA ne peut renfermer de $SI\flat$; et d'autre part aucune note voisine de $SI_3^\flat$ n'est contenue dans FA_3, dont les premières harmoniques sont FA_4, UT_5, etc. Dans ces cas la note buccale, ne correspondant pas à la note glottique, restera sourde et ne s'entendra pas, comme lorsqu'elle coïncidait avec une harmonique glottique. Et il en résultera : que la note n'aura pas autant d'éclat que si elle était chantée sur l'E ou l'EU qui correspondent en partie au FA_3; et que de son côté la voyelle O ne sera pas aussi nettement prononcée que si elle était chantée sous un $MI_2^\flat$ ou un $SI_2^\flat$.

Mais comme il n'y a rien d'*absolument rigoureux* dans les lois qui régissent le timbre de la voix, il n'est pas nécessaire que le son propre de la cavité buccale coïncide exactement avec une harmonique laryngée; il suffit qu'il en soit voisin; si cette coïncidence approximative n'a pas lieu, le son buccal est annulé, mais le timbre du son glottique perd de son éclat.

En outre, suivant Helmholtz et Auerbach [1], il ne suffit pas, pour rendre une voyelle parfaite, que sa vocable soit insérée en un point quelconque de la série harmonique de la note fondamentale; il faut, autant que possible, qu'elle renforce son octave ou sa douzième. C'est ainsi qu'ils expliquent, et à juste titre, pourquoi les chanteurs arrivés aux limites de la voix substituent les voyelles les unes aux autres, et se soumettent involontairement et par instants aux lois harmoniques que le compositeur a violées. — Dans les sons bas, au lieu de A ils disent O et OU, et dans les notes élevées E devient I (Gay) [2].

1. Auerbach, *Unters. über die Natur des Vocalklanges.* (*Ann. d. Physik.*, 1877.)

2. Qu'on nous permette, à ce propos, de plaider quelque peu la cause des chanteurs à qui nos critiques musicaux reprochent trop souvent de dénaturer les mots qu'ils chantent, sans se douter que ce défaut de prononciation, contre lequel ils ne trouvent pas assez de foudres, est nécessaire à la pure émission de la voix. Que M. W*** qui, dans un de nos journaux du soir, reproche tant à l'éducation du Conservatoire de négliger la prononciation de ses élèves, jette un coup d'œil sur le livre d'Helmholtz, et il cessera de tourmenter les artistes, qui d'instinct modifient les voyelles qui obscurcissent leur voix. Quand un chanteur sur une note grave transforme l'A en O, et sur une note aiguë l'A en E ou en I, il a parfaitement raison à son point de vue, qui est de faire valoir sa voix; et si M. W*** tient à morigéner quelqu'un, qu'il reproche au compositeur

Partant de cette donnée que le compositeur doit autant que possible écrire sous une note la voyelle dont la vocable en renforce l'harmonique d'octave ou de douzième, nous avons dressé le petit tableau ci-dessous qui indique l'idéale concordance entre les notes et les voyelles, et dont les compositeurs ne doivent que peu s'écarter, s'ils veulent faire valoir au mieux la voix de leurs interprètes ; mais, encore une fois, ceci serait la perfection absolue ; et il en résulterait tant de

d'avoir, au mépris des lois de l'acoustique, écrit sous des notes des voyelles qui ne leur conviennent pas ; et alors seulement il aura raison, à moins qu'il ne pense qu'il est plus utile pour un acteur d'opéra de bien prononcer que de bien chanter.

Nous irons plus loin : certains artistes sentent si bien cette nécessité d'associer telle voyelle à telle note, que, plutôt que de modifier le son d'une syllabe, ils aiment mieux faire l'inversion complète d'un vers, afin d'amener sous la note qu'ils veulent faire valoir la voyelle qu'ils sentent lui convenir le mieux. Un exemple : M. S****, un de nos ténors d'opéra, ne chante pas dans la cavatine en LA♭ du second acte de Faust, les paroles du point d'orgue final telles qu'elles sont écrites dans la partition. Dans ces mots :

...... où se devine
La présence d'une âme innocente et divine,

Gounod a écrit au-dessous de l'UT tenu du point d'orgue la syllabe EN de *présence*, laquelle, outre qu'elle est dissonante (*résonnance nasale :* voy. pl. loin), manque d'harmoniques hautes. M. S**** intervertit les mots de la façon suivante :

Où la présence se devine...

et fait le point d'orgue sur l'I de *devine*, ce qui est très conforme à la théorie scientifique, qui dénote dans l'I la vocable RÉ♭, note toute voisine de l'UT♭ à tenir. — D'où résulte que le vers est faux, mais le point est harmonieux et pur, et les abonnés sont contents.

difficultés pour la composition musicale, qu'il suffit amplement de se maintenir dans l'à peu près toléré par les lois de l'acoustique.

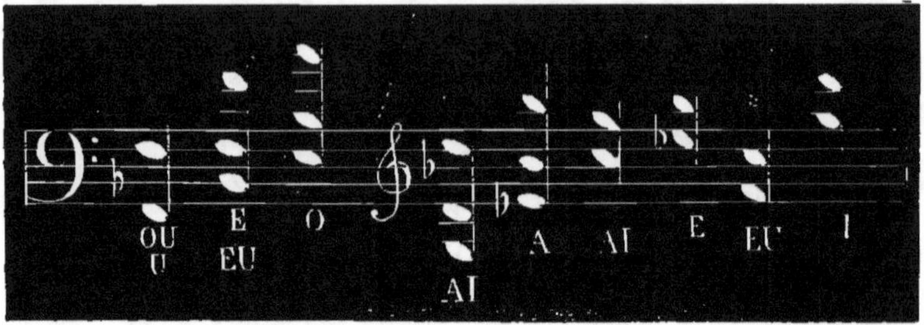

On voit, d'après ce tableau, que l'OU est la voyelle des basses, l'I celle des sopranos, et que l'EU et l'A conviennent bien aux voix moyennes.

Enfin, le ton le plus flatteur pour la voix est le ton de SI♭, car presque toutes les vocables sont des harmoniques exactes de $SI_1^\flat$:

TABLEAU DES HARMONIQUES DE $SI_1^\flat$

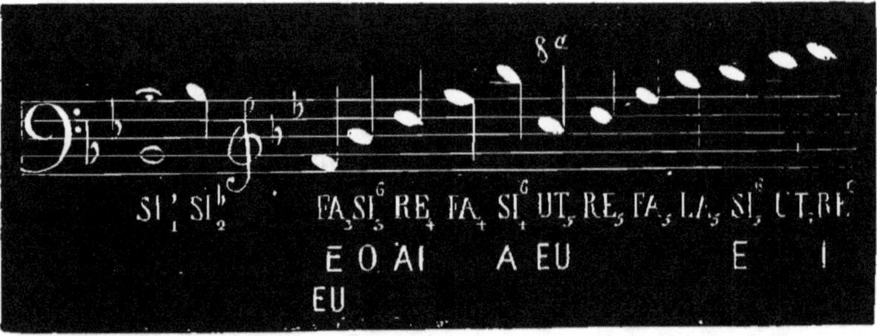

La conformation qu'affecte spécialement pour chaque voyelle le système résonnateur sus-glotti-que est assez bien connue, et correspond assez exactement aux données de la théorie d'Helmholtz. — Quand la cavité buccale se trouve dans une sorte d'équilibre parfait, l'air expiré produit l'E muet. Pour produire les autres voyelles, tantôt la langue se bombe en son milieu et scinde ainsi la cavité buccale en deux sections séparées; tantôt la langue s'applique en s'effaçant sur le plancher de la bouche, et la laisse entièrement ouverte. Dans ce dernier cas, la bouche ne formant qu'un résonnateur, les voyelles produites sont celles qui, comme l'OU, l'O, l'A ne possèdent qu'une vocable; les voyelles à deux vocables prennent, au contraire, naissance quand le soulèvement médian de la langue scinde la bouche en deux cavités distinctes, vibrant chacune pour son propre compte, et qu'Helmholtz compare à une bouteille qui aurait un son propre pour le goulot et un pour la panse.

Pendant l'émission des voyelles le larynx monte peu à peu depuis OU, en passant par A, E, I, ce qui concorde avec l'augmentation de hauteur du son qui existe dans la série de ces voyelles (Beaunis).

Nous nous sommes longuement appesantis sur cette question si neuve et si intéressante des voyelles : nous abrégerons ce qui a trait aux consonnes. La raison en est que les voyelles appartiennent à la voix : les consonnes ne concourent qu'à former la parole. — Tout son, tout cri laryngé, quelle que soit sa hauteur, devient une voyelle du moment où il passe par le pharynx et la bouche; nous ne pourrions concevoir la voix sans les voyelles qui en sont l'essence même. Les consonnes, au contraire, ne sont que des bruits adventices formés dans les cavités sus-glottiques [1], et qui sont aussi bien indépendants de la voix laryngée, que la voix laryngée, pour se faire entendre, peut se passer d'eux. Cependant leur importance est grande. Cette *voix aphone* formée par les consonnes silencieuses et par les sons propres de la cavité buccale accordée aux voyelles, suffit à exprimer toutes les idées de l'écorce cérébrale; c'est elle que n'ont pas les animaux, et qui contribue à faire de nous leurs maîtres; le son laryngé ne se surajoute à elle que pour la renforcer et la faire entendre à distance; le larynx serait inutile si les hommes se parlaient toujours de très près.

Marey et Rosapelly, inscrivant à la fois les vibrations du larynx, de la langue et des lèvres, sont arrivés à ce résultat que les consonnes sont des temps d'arrêt, des repos du larynx, lettres muettes durant lesquelles la glotte ne vibre pas. Voilà pourquoi, dans une conversation tenue à distance, dans une clameur poussée au loin, nous n'entendons le

---

1. Czermak croit que les gutturales arabes se produisent à l'entrée du larynx.

plus souvent qu'une succession de voyelles, le son faible et buccal des consonnes suivantes s'éteignant en route, avant d'atteindre nos oreilles [1].

« Il faut distinguer dans la formation des consonnes, dit Beaunis [2], le mode de production du son, et le lieu où il se forme, autrement la région d'articulation.

« Les *régions d'articulation* se rencontrent dans trois points principaux : 1° au niveau du voile du palais et de la base de la langue (*consonnes gutturales*); 2° au niveau de l'arcade dentaire supérieure et de la partie antérieure de la voûte palatine et de la langue (*consonnes linguales*); 3° au niveau de l'orifice labial (*consonnes labiales*). Cette division ne doit servir qu'à fixer les idées et à faciliter le classement des consonnes; car, en réalité, il y a un bien plus grand nombre de régions d'articulation, et tous les points intermédiaires peuvent donner lieu à la formation de consonnes. Aussi Max Müller, par

1. Guillet (*Compt. rend. Acad. sciences*, 1857), appliquant son spiromètre à l'étude de la voix chantée, est arrivé à des résultats assez curieux que nous résumons ici en deux mots :

1° La dépense d'air expiré par une note donnée est d'autant plus grande que la note est plus aiguë et d'autant moindre que la note est plus grave;

2° Les voyelles, pour être émises, exigent moins d'air que les consonnes. Si les chanteurs préfèrent la langue italienne, c'est en partie parce qu'elle ne les force pas à employer pour la prononciation l'air dont ils ont besoin pour le chant.

2. H. Beaunis, *Nouveaux éléments de physiologie humaine*, 1881, tome II, page 957.

exemple, admet-il neuf régions d'articulation, et il serait aisé d'en multiplier encore le nombre. »

Le *mode de formation* des consonnes peut avoir lieu de quatre façons différentes : 1° par frottement continu de l'air expiré sur un conduit pharyngo-buccal rétréci, CH, S, V, etc.; 2° par occlusion ou ouverture instantanée (explosive) d'une région d'articulation, D, B, G, etc.; 3° par vibration d'une paroi membraneuse interposée, R, L, etc.; 4° par influence nasale, M, N. — Le tableau suivant, emprunté à Beaunis, représente les genres et les espèces de consonnes :

MODES DE FORMATION			RÉGIONS D'ARTICULATION		
			LABIALES	LINGUALES	GUTTURALES
Continues		dures...	F	S	CH
		molles..	V, W	SCH, Z	J
Explosives	simples	dures...	P	T	K
		molles..	B	D	G
	aspirées	dures...	PH	TH	KH
		molles..	BH	DH	GH
Vibrantes			R	L. R	R
Nasales			M	N	NG

Cette analyse méticuleuse du mécanisme de la parole n'a pas seulement un simple intérêt de curiosité comme au temps où Molière écrivait la leçon de philosophie du *Bourgeois gentilhomme*. L'étude de l'orthophonie est actuellement à l'ordre du jour dans toutes les écoles de déclamation et de chant. Les défauts de prononciation, contre lesquels le médecin est ordinairement impuissant, même s'ils relèvent d'un vice anatomique, guérissent le plus souvent par des exercices appropriés et un entraînement vocal intelligent.

Dernièrement, dans une communication à l'Académie de médecine [1], sur la valeur des opérations plastiques du palais, M. Trélat insistait sur ce fait que l'éducation attentive des opérés est la première condition de succès de l'opération ; que souvent, à la suite d'une uranoplastie parfaitement réussie, on a la déception de constater que la voix ne s'est pas améliorée, et que, pour rétablir le langage normal, il faut en refaire l'éducation son par son, consonne par consonne.

Michel de Cologne [2] insiste sur la nécessité qu'il y a, aussi bien pour exercer les chanteurs que pour corriger les défauts de prononciation, à connaître la façon dont se forme chacune des consonnes, à savoir le mécanisme buccal qui les engendre ; et il conseille de répéter trois fois par jour l'alphabet dix fois de suite, en contrôlant « à l'aide du toucher la position de la langue et des lèvres, de façon que, pour chaque consonne, elles

---

1. Séance du 23 décembre 1884.
2. Karl Michel (de Cologne), *Du traitement des maladies de la gorge et du larynx.* Trad. de R. Calmettes. — Bruxelles, 1884, pages 63 et suiv.

6

prennent la position juste, et fournissent le mouvement nécessaire ».

Ainsi :

Pour B, P, il faut comprimer les lèvres au maximum l'une contre l'autre, puis chasser l'air inspiré comme par explosion, tandis que les lèvres se relèvent sur les dents.

Pour F,V, on élève la lèvre inférieure jusqu'à la rencontre des incisives supérieures.

Pour K, on inspire profondément, on comprime très fortement la langue contre la partie postérieure de la voûte palatine; on lâche alors brusquement en abaissant la mâchoire inférieure.

Pour D,T, on applique la pointe de la langue (plus doucement pour le D que pour le T) contre la gencive des incisives supérieures. Le courant d'air expiré doit être plus faible pour le D que pour le T.

Pour Z, sifflement prolongé tandis que la pointe de la langue s'applique à la voûte palatine au voisinage des dents.

Pour S, on serre les incisives les unes contre les autres.

Pour M, comprimer fortement les lèvres.

Pour N, laisser la pointe de la langue en contact avec la gencive des incisives supérieures.

Pour L, même situation de la pointe de la langue, etc., etc.

Ordinairement, dans le langage parlé, les lèvres, principalement la supérieure, restent dans un repos plus ou moins complet : celle-ci même pend flasque au-devant des dents. Voilà ce qu'il faut éviter avec soin dans l'étude de la déclamation, car il faut qu'à chaque lettre contenue dans un mot, les lèvres changent de position et prennent la forme voulue.

Du reste, pour ce qui a trait au mécanisme de de la phonation buccale, nous devons renvoyer le lecteur à l'excellent traité clinique de Michel de Cologne où il trouvera une analyse détaillée de toutes ces questions qui, développées ici, seraient une digression par trop longue.

Des résonnateurs, dont nous avons jusqu'ici parlé, tous, à chaque moment de l'émission vocale, entrent en jeu, et ne cessent un instant de renforcer la voix, ce qui est souvent cause de sons dissonants. Il n'en est pas de même des *cavités nasales*, dont nous entreprenons maintenant de dire quelques mots : celles-ci s'ouvrent pour renforcer certains sons, se ferment au contraire pour d'autres, et restent à ce moment complètement à l'écart du système vocal. Il est aisé de concevoir que, absolument incontractiles, les fosses nasales renforcent toujours la même note chez le même individu, et que celle-ci ne change que quand le résonnateur nasal se modifie de la seule façon qui lui soit possible, c'est-à-dire pathologiquement, par croissance de tumeur, gonflement inflammatoire de la muqueuse, etc. Il s'ensuit de cette fixité absolue de la résonnance nasale, qu'elle est presque toujours en désaccord avec le son laryngé, et que c'est un hasard vraiment aussi rare qu'heureux quand l'harmonique qui se présente en demandant à être renforcée correspond exactement au son propre de l'appareil nasal ; si rare est elle-même cette résonnance, que nous n'en tenons pas compte. Ces sons nasaux ont donc toutes les conditions requises pour être parfaitement désagréables à l'oreille ; et un des reproches les plus sérieux que les chanteurs italiens font à la langue française, c'est certainement l'abondance des AN, EN, IN, ON, UN. Heureusement pour notre idiome national, cette résonnance nasale est intermittente : ce n'est que pour certains sons que le voile du palais, portier de ce mauvais résonnateur, permet à l'air expiré de venir mettre en vibration la cavité des cornets et des méats, et, le plus souvent, s'accolant intimement à la paroi postérieure du pharynx, il force tout l'air expiré à passer par la bouche, et à éviter ainsi une voie profondément antimusicale. Nous nous rendrons bien compte de cette fixité de la résonnance nasale si, fermant la bouche, immobilisant le pharynx et le voile, nous cherchons à émettre différents tons ; certes, notre glotte montera aisément les divers échelons de la gamme, mais toutes les notes émises par le nez seront également et semblablement nuancées de ce même timbre sourd, sombre et désagréable qui porte le nom de *nasonnement ;* impossible alors de modifier en rien ce timbre nasal.

Quels sont les sons qui réclament la participation du résonnateur nasal, quels sont ceux qui s'en abstiennent? Cela est très aisé à déterminer par l'expérimentation [1], soit que, tandis que le sujet en expérience émet toutes les voyelles les unes après les autres, on lui verse de l'eau dans les narines, et on considère dans quels cas cette eau tombe dans le pharynx ou n'y pénètre pas, soit qu'on se serve du petit appareil d'Hartmann [2]. Cet auteur oblitère les narines avec des olives creuses dont chacune communique d'une part avec un manomètre, d'autre part avec une poire en caoutchouc. Quand le voile est au repos et n'occlut pas les fosses nasales en arrière, si l'on vient presser la poire, l'air passe dans le larynx et le

1. Liscovius emploie un procédé bien simple : il consiste à placer devant l'orifice des narines un miroir froid qui se ternit quand l'air passe par les fosses nasales. Brücke se sert, non d'un miroir, mais de la flamme d'une bougie dont l'agitation ou le repos indique la présence ou l'absence d'un courant d'air.

2. Hartmann, *Ueber das Verhalten des Gaumsegels bei der articulation, etc. Centralblatt., f. Med. Wiss.,* 1881.

6.

manomètre reste fixé. Si, au contraire, la tension du voile, résultat de l'articulation de certaines voyelles, clot la communication naso-pharyngienne et s'oppose au passage de l'air, la colonne du manomètre monte à la moindre pression de la poire. Pieniazek, de son côté [1], a fait des expériences d'où il conclut qu'il est des sons durant lesquels le voile reste immobile, d'autres qui nécessitent son élévation; mais que jamais le voile ne s'applique contre la paroi postérieure du pharynx, et que l'intervalle qui les sépare se modifie suivant la voyelle ou la note émises, mais ne s'efface jamais, Au fond, Pieniazek est forcé d'avouer que si la voix normale n'est pas toujours nasonnée, c'est que l'ouverture qui persiste alors est trop petite pour permettre la résonnance. Ce n'est donc là qu'un changement d'interprétation et non une modification de théorie.

Dans toutes les consonnes nasales : nasale gutturale NG, nasale linguale N, nasale labiale M, le voile reste immobile; l'air expiré se divise en deux courants au niveau du pharynx, passe en partie par la bouche où se forme la voyelle et en partie par le nez où se produit ce son spécial, désagréable et faux parce qu'il n'est pas accordé, qui caractérise le *timbre nasal*. Une remarque

1. Pieniazek, *Ueber die Ursache und Bedeutung der näselnden Sprache*. Wiener, *Med. Blätter*, 1878.

intéressante, faite jadis par Krishaber, dénote que, dans l'émission de ces sons nasaux, il est plus difficile de tenir longtemps une note que sur une voyelle simple; le son est bien plus court, car il y a alors deux portes de sortie pour l'air expiré au lieu d'une, et partant, le réservoir pulmonaire se vide plus rapidement.

Outre ces sons nasaux proprement dits, on a remarqué que certaines voyelles claires exigent un léger degré de résonnance nasale. Dans l'A surtout, et un peu dans l'É, l'occlusion postérieure des fosses nasales n'est pas hermétique, et l'air va en partie vibrer dans la cavité du nez, mais à un degré bien moindre cependant que quand il s'agit de produire les voyelles nasales AN, EN, IN, ON, UN.

Dans la prononciation de l'O, l'OU, l'I, rien ne passe plus par le nez; et ce qui le prouve bien simplement, outre les expériences précitées, c'est que lorsqu'on bouche l'orifice antérieur des fosses nasales (ce qui au point de vue physique a exactement le même résultat que l'occlusion postérieure à l'aide du voile) toutes les voyelles prennent un caractère nasonné, sauf l'OU et l'I qui conservent toujours la même pureté, que les narines soient obturées ou non. OU et I sont donc les deux meilleures voyelles qu'un chanteur devra employer quand il voudra filer un son le plus longuement possible.

Ce sont surtout les altérations pathologiques du palais, du voile et des fosses nasales — altérations qui ne sont pas de notre domaine actuel — qui donnent un vif intérêt à ces études de résonnance nasale; il n'y a pas d'expériences de laboratoire qui soient aussi intéressantes ni aussi concluantes que l'observation des malades chez qui une tumeur du nez, une perforation du palais, une paralysie du voile permettent au mieux de vérifier la réalité des lois de la résonnance.

Partis de la glotte, montés avec l'air vocal de résonnance en résonnance par les ventricules, le pharynx, la bouche, les fosses nasales, nous sommes arrivés aux portes de sortie du couloir aérien, ayant poussé notre explication jusqu'au bout, et l'y ayant terminée. Restent cependant, tout autour des fosses nasales, des cavités qui communiquent avec elles, les *sinus* de la face, et que nous ne pouvons omettre de citer, dussions-nous même démontrer leur inutilité vocale. Sinus frontaux, sinus sphénoïdaux, sinus maxillaires ont-ils ou n'ont-ils pas un rôle dans la phonation? Qu'ils aient une utilité vocale, cela est possible, mais non démontrée ni même probable selon nous. Résonnateurs, si l'on veut, mais résonnateurs petits, incomplets, communiquant à peine avec les fosses nasales par des orifices que la muqueuse ou le mucus sécrété obturent la plupart du temps. Sont-ce donc là des conditions qui favorisent le renforcement d'harmoniques [1]? Certes, encore une fois, il n'est pas impossible que les sinus de la face ne servent à quelque effet sonore ; mais, en tout cas, leur résonnance propre se confond si bien avec la résonnance générale de l'appareil nasal, qu'il a été jusqu'ici impossible de faire la part musicale de chacune de ces cavités anastomosées entre elles. Et pourquoi vouloir aussi généraliser la théorie des résonnateurs, au point de s'exposer à lui faire naître des adversaires, le jour où elle deviendra gênante en voulant s'imposer partout? Nous-mêmes, qui nous rangeons parmi les plus chauds partisans de l'admirable système d'Helmholtz, et qui ne craignons que le seul reproche d'avoir voulu faire aux résonnateurs la part trop belle et trop large dans la phonation, nous hési-

----

1. Voici l'opinion de M. Tillaux, qui en 1858, entreprit des recherches sur ce sujet : « Les sinus remplissent, comme les canaux médullaires des os longs, un rôle purement mécanique; ils n'ont aucun rapport physiologique avec l'organe de l'olfaction. Je pense avoir prouvé que leur développement est intimement lié à celui de la face, qu'ils s'accroissent ou apparaissent à l'époque de la puberté, époque à laquelle la face prend elle-même un volume relatif très considérable. L'équilibre établi à la naissance entre le crâne et la face eût été infailliblement rompu, si la nature n'avait eu recours à cet artifice, qui lui est d'ailleurs familier, de creuser les os, d'en augmenter la surface, de façon à fournir aux muscles une plus large insertion, sans augmentation de poids. » Tillaux, *Traité d'anatomie topographique*, Paris, 1879.

tons à rattacher les sinus de la face à l'appareil vocal : nous aimons à croire avec nos maîtres anatomistes, que ces cavités n'ont d'autre but que d'alléger le poids de la tête déjà si lourde. Ainsi une statue de bronze est creuse pour moins peser.

CHAPITRE IV

ÉVOLUTION DE LA VOIX

Conditions qui président à l'évolution de la voix. — Théorème vocal : Indépendance du diamètre respiratoire et du diamètre vocal du larynx. — Le cri du nouveau-né est aigu et intense. — Évolution de la parole chez l'enfant : pourquoi les premiers mots qu'il prononce sont-ils *papa* et *maman* ? — De la mue. — Époque de la mue : troubles vocaux qui l'accompagnent. — Causes de l'enrouement dans la mue. — Différence d'évolution des larynx de l'homme et de la femme : la voix prend un sexe. — Mues prémonitoires et mues tardives : voix déplacées. — Influence de la puberté sur la voix. — Balancement entre les troubles génitaux et les troubles laryngés, qui explique la fréquence des voix de ténor dans les pays chauds. — Histoire vocale des eunuques. — Cause du timbre spécial de la voix de castrat. — Comparaison du larynx adulte dans les deux sexes. — Classement des voix. — Mue de la ménopause. — Sénilité vocale : la déchéance fonctionnelle atteint simultanément l'intensité, la hauteur et le timbre. — La voix baisse et s'éteint avec l'âge.

Dans les chapitres qui précèdent, nous avons dû schématiser le larynx pour mieux l'étudier; voulant expliquer les procédés de la phonation humaine par la stricte application des lois physiques, nous n'avons pu le faire qu'en en immobilisant les organes de la voix dans un état donné, et les faisant réagir toujours de la même façon sous de mêmes influences. En un mot, tel est dans son immuable sonorité un violon bien accordé, tel nous avons considéré l'appareil vocal. — Or, ce n'est là qu'un procédé d'enseignement; il n'est peut-être pas au contraire dans l'économie un viscère qui subisse autant de modifications. — Le moment est venu pour nous de signaler ces étapes de l'évolution laryngienne, parce que, pour compléter notre travail, il nous a semblé bon de colliger en quelques pages toutes les données déjà acquises sur les changements qu'impriment à la voix l'âge, le sexe, et enfin un agent que nous ne nous attendions guère à rencontrer ici, — la puissance génitale.

Mais, avant tout, qu'on nous permette de démontrer un petit théorème vocal, qui nous sera plus loin d'un grand secours, et qui nous fera voir que chaque modification de la voix est justement commandée par un changement anatomique que prévoit la théorie.

Voici ce principe fondamental : Le diamètre antéro-postérieur ou VOCAL du larynx est en rapport avec la hauteur de la voix ; le diamètre transversal ou RESPIRATOIRE correspond à son intensité, et partant, à la puissance respiratoire. Cela est, en somme, de pure évidence. Plus un larynx sera large transversalement, plus les cordes en s'écartant élargiront la glotte, ce qui, nous le savons, n'influe pas sur la hauteur de la voix, mais permet une respiration d'autant plus ample que l'écartement glottique est plus prononcé. — D'autre part, nous devinons aisément que, plus le diamètre antéro-postérieur sera court, autrement dit, plus les cordes vocales seront courtes, plus la voix sera haute. Il en résulte que, si d'un sexe à l'autre les différences qui séparent la hauteur des voix sont grandes, tandis qu'au contraire la respiration s'effectue chez la femme avec presque autant d'amplitude que chez l'homme, les dimensions transversales ou respiratoires du larynx resteront à peu près fixes, tandis que la dissemblance sexuelle se manifestera sur le diamètre antéro-postérieur. Or, l'observation anatomique nous apprend exactement la même chose. C'est ce qu'il nous fallait démontrer.

Chez le nouveau-né, le poumon prend le rang qu'avait le foie chez le fœtus; il devient le viscère en chef, celui qui a le plus à faire pour entretenir la nouvelle existence qu'on vient d'inaugurer; le larynx, au contraire, n'ayant pas d'effet immédiatement utile, s'efface sur un plan reculé et demeure fort petit. Nous voyons donc là un instrument grêle mis en vibration par un puissant soufflet; cela nous explique pourquoi la voix de l'enfant est en même temps si aiguë et si intense; dans les premiers mois de la vie, la voix se maintient aux environs du FA_5. Et comme, en somme, l'enfant a bien plus besoin de respirer que de crier, chez lui le diamètre vocal n'est que les 3/5 du diamètre respiratoire, au lieu que chez l'homme adulte ce rapport est de 4 à 5 [1].

Le larynx ne grandit pas aussi vite que l'enfant; la croissance s'exerce surtout dans les premiers mois de la vie sur les régions d'articulation [2], sur la face, la bouche, le pharynx, à cette époque même de l'existence où la parole commence à se produire; mais la voix laryngée ne se renforce guère. Entendez crier un enfant, et vous ne saurez s'il a trois mois ou trois ans. — A sept

1. Nous nous abstiendrons la plupart du temps de donner en millimètres les longueurs exactes des différentes parties du larynx; nous renvoyons aux traités classiques d'anatomie pour ces mensurations, dont l'intérêt n'est pas tel que nous ne puissions les passer sous silence.

2. L'évolution de la parole chez le jeune enfant est exactement parallèle et subordonnée au développement des régions d'articulations; eu égard au volume primitif des lèvres, les premières syllabes qu'il peut prononcer sont des voyelles précédées d'une labiale; *mama*, *papa*, *baba*. Les dentales *ta*, *da*, n'apparaissent que quand les incisives ont poussé; enfin, grâce au tardif développement du voile du palais, les gutturales paraissent tard (l'enfant dit Ta pour Ga) et la vibrante *r*, qui exige une grande action du voile, est de toutes les consonnes françaises la plus tardive dans son développement complet. Les mêmes considérations anatomiques font comprendre que chez les peuples allemands le parler des enfants est bien plus doux que celui des adultes, à cause de la grande atténuation du *Ch* dur.

ans, les muscles du larynx commencent à se développer mieux, et l'on peut faire chanter à ces jeunes voix des airs dont les notes extrêmes soient au plus distantes d'une octave. — Dès lors, il y a jusqu'à l'établissement de la puberté une nouvelle pause dans l'évolution vocale. De plus, jusqu'à cet âge, les larynx se ressemblent dans les deux sexes, et la similitude est à peu près absolue entre la voix de la fillette et du garçon. Pendant tout ce temps, l'enfant parle en voix de fausset. — Arrive alors la grande révolution de la puberté ; l'individu devient génital et sa voix mue.

La *mue* est anatomiquement caractérisée par l'accroissement du larynx dans toutes ses dimensions, surtout les antéro-postérieures, et par cette conséquence naturelle et physiologique que la hauteur de la voix baisse. Le remaniement du larynx ne se fait point en quelques jours, sauf pour des cas exceptionnels [1] ; la période de la mue

1. On raconte que le célèbre chanteur Lablache pendant sa jeunesse était habitué à chanter le dimanche à l'église ; à cause d'une épidémie régnante, un grand nombre d'autres enfants manquaient au chant, de sorte que Lablache, qui avait une belle voix de soprano, fut forcé à chanter l'alto, ce qui lui réussit avec beaucoup d'efforts ; l'après-dîner, il remarqua qu'il lui était impossible de former un bon son ; il croyait que sa voix était gâtée pour longtemps ; mais le lendemain, en essayant de nouveau de chanter, il vit, à sa grande surprise, que sa voix était changée en cette voix de basse qui était un sujet d'admiration pour tout le monde. (P. Koch, *De la voix humaine.*)
Nous rapportons, sous toutes réserves, ce récit d'une mue

dure de six mois à deux ans, et pendant cet espace de temps la voix est rauque et couverte, à mesure que son timbre se rapproche de celui de l'adulte. Pendant ce temps [1], l'accroissement du larynx est tel qu'en un an, comme le fait remarquer Fournié, les diverses parties de cet organe, et surtout du larynx supérieur (thyroïde et aryténoïdes) prennent un développement au moins égal à celui qu'elles ont subi depuis la naissance jusqu'à cette époque ; ainsi la longueur des cordes vocales inférieures passe de 15 millimètres à 25 millimètres chez l'homme et 20 millimètres chez la femme; en même temps les cordes deviennent plus épaisses, les cartilages plus résistants, et, comme la colonne s'oppose en arrière à la libre expansion du larynx, on voit le cartilage thyroïde proéminer en avant et la pomme d'Adam faire saillie sous la peau. — L'hyperémie de la muqueuse et même un certain degré de phlegmasie qui accompa-

certainement unique en sa rapidité; et nous avouons, malgré l'autorité de Koch en cette matière, ne croire qu'avec méfiance à ce roman d'un larynx qui la veille produit un soprano d'enfant, et le lendemain émet les plus beaux sons de basse-taille qu'on ait entendus à Paris. C'est moins là une mue qu'une transformation de féerie.

1. L'âge où se produit la mue de la voix est fort variable suivant les climats, et suit fidèlement la précocité ou le retard de l'établissement de la puberté. Les filles sont réglées à huit ans aux Indes, à seize ans en Laponie, et, entre ces cas extrêmes, l'apparition des menstrues est d'autant plus précoce que le pays est plus chaud. Ainsi également, et dans des conditions absolument parallèles, s'établit la mue de la voix.

gnent ce travail de développement hâtif expliquent
la raucité de la voix ; mais, comme à cette période
les cordes vocales conservent presque toujours
leur aspect blanc nacré, et que, quoique rauque,
la voix est loin d'avoir le timbre étouffé qui caractérise la moindre laryngite catarrhale, force
nous est de chercher une explication mieux appro-
priée. Cette explication nous est fournie par la
rapidité même des modifications laryngiennes. Il
en est de l'individu dont la voix mue, comme
d'un enfant à qui on a appris à jouer d'un petit
violon proportionné à sa taille, et à qui on met
brusquement entre les mains un instrument plus
grand : il hésite, se rappelle encore son ancienne
manière de jouer, ne sait plus proportionner
l'écart de ses doigts aux nouveaux intervalles
qui lui sont fournis, s'étonne et joue faux jusqu'à
ce que, peu à peu, exercé par le travail et aidé
par l'habitude, il retrouve les sons purs qu'il
émettait jadis, embellis d'une sonorité plus ample. Ainsi fait le jeune homme à qui la puberté
place dans le gosier un larynx nouveau qu'il ne
connaît pas ; il est mal habile à s'en servir, ne
sait plus mesurer les contractions nécessaires à
des muscles neufs pour faire mouvoir de nouveaux cartilages ; à chaque instant sa glotte fait
des faux pas ; la constriction glottique, qui jadis
lui fournissait le son UT_4, lui donne maintenant

une toute autre note ; et ainsi se produisent malgré lui ces intonations bizarres, cette voix contrefaite et comme travestie des enfants dont la puberté évolue.

Et ce n'est pas seulement dans le larynx que se passent ces modifications : l'appareil résonnateur y participe, quoique à un degré moindre. Bien que le développement du système sus-glottique se fasse plus lentement que l'évolution laryngée, puisqu'il commence avant elle et se poursuit encore quelques années après que le larynx s'est définitivement immobilisé dans sa structure, il n'en est pas moins évident. Si, comme nous allons le voir plus loin, la voix eunuquoïde diffère de la voix infantile, quoique l'eunuque ait exactement le larynx de l'enfant, c'est parce que chez le castrat, les résonnateurs se sont développés malgré la mutilation du sexe, et que la voix ne s'y renforce plus comme dans un pharynx d'enfant. Ces modifications pharyngo-buccales et nasales évoluent parallèlement au développement de la face, qu'il n'est aucunement possible de contester.

Lorsqu'on veut observer le phénomène de la mue d'une façon parfaite, il faut l'étudier chez l'homme ; chez la femme son évolution est plus précoce, mais moins complète. Si le jeune garçon et la jeune fille ont un timbre et une hauteur de voix équivalents, tandis que la femme adulte chante à l'octave supérieure de l'homme, c'est la mue seule qui en est cause. Tandis que la puberté abaisse de huit tons et plus la voix masculine, la voix féminine s'aggrave d'une à deux notes, ce qui concorde avec l'allongement différent des cordes vocales inférieures qui, chez l'homme, passent de 15 à 25 millim., et chez la femme de 15 à 20; ce qui concorde aussi avec le moindre développement du thyroïde chez la femme et la saillie moindre de la pomme d'Adam. Dans ce cas, la durée de la mue est aussi plus courte, car, chez les jeunes filles, elle est terminée au plus tard à dix-huit ans, tandis que chez les garçons elle se prolonge jusqu'à dix-neuf ou vingt ans.

Sans porter atteinte à cette loi un peu schématique que la mue est de huit notes chez l'homme et de deux notes seulement chez la femme, nous devons dire que l'évolution de la voix est variable chez chaque individu, et que, sans que jamais la modification la plus forte d'un larynx de femme puisse égaler l'altération la plus faible d'un larynx d'homme, cependant l'abaissement de la voix peut être plus intense chez tel larynx que chez tel autre. — Il est impossible d'affirmer que tel enfant soprano deviendra ténor, que tel contralto sera basse; de même qu'il peut se faire qu'une jeune fille au soprano aigu prenne un beau contralto, tandis qu'une jeune contralto, restant à peu près stationnaire, prenne rang dans la catégorie des mezzo. Tout cela est éminemment relatif et individuel : il y a toutefois de fortes présomptions pour que la mue de la voix évolue normalement ; l'adulte aura une voix haute si, étant enfant, il possédait un registre élevé, et réciproquement. Mais à cette période de la puberté la voix est si fragile et si déséquilibrée, qu'il suffit d'une bonne ou mauvaise impulsion musicale pour la pousser dans un sens plutôt que dans un autre, et qu'un maître intelligent peut presque la façonner à sa guise, et lui donner telle fixation définitive qu'il lui plaît. Il y a, du reste, à donner à ce propos d'intéressants conseils d'hygiène que nous développerons en leur lieu.

Ouvrons ici une parenthèse pour y inclure ces remaniements inégaux et rares du larynx décrits sous le nom de *mues multiples* (voir Thèse de R. Bergeron, 1879, *De la mue de la voix*). — Quelque irrégularité que présentent ces mues successives, nous pouvons cependant les réunir en deux groupes.

Dans le premier de ces groupes, bien étudié et presque entièrement édifié par les observations du D^r Ch. Fauvel, se placent les *mues prémonitoires*. — De même que chez les jeunes filles les règles peuvent ne pas s'établir tout d'un coup, et être pendant six mois, un an, précédées de tentatives

de menstruation infructueuses et avortées, de
même aussi le larynx peut, un certain temps avant
que n'éclate la puberté, s'essayer à muer; la voix
devient rauque, grave; ces troubles de la phonation s'accompagnent d'endolorissement laryngé;
mais ce n'est là qu'une fausse mue, un phénomène purement local, attendu que, dans aucune
autre de ses parties, l'organisme ne s'est encore
modifié. Ces pseudo-mues peuvent se reproduire
jusqu'à trois ou quatre fois sur la même personne :
et ce n'est que du jour où le système génital entre
en évolution que l'altération laryngienne devient
efficace et permanente.

Autres sont les troubles laryngiens du second
groupe, que nous pourrions appeler : *mues tardives*. — Il advient qu'un individu, qui lors de sa
puberté a normalement évolué et pris une voix de
ténor, ressent à nouveau des troubles laryngiens à
la fois subjectifs et objectifs; et, après une période
pathologique de durée variable, il s'aperçoit qu'il
a perdu des notes aiguës, gagné en revanche
des sons graves, et qu'en somme, de ténor il
est devenu baryton. Plus tard, et chez le même
individu, une deuxième mue tardive peut se produire, qui fait descendre la voix de baryton à
l'échelle de la basse. Il se passe dans ce cas exactement ce que nous voyons dans la vraie mue,
à savoir que les cordes vocales inférieures gran-

dissent, et qu'une nouvelle hyperémie physiologique aboutit à un nouvel accroissement du larynx. Dans ces sortes de mues, la voix ne peut naturellement que baisser sans cesse, car il est impossible que les cordes se raccourcissent, et qu'une basse devienne baryton et un baryton, ténor. — On a cependant vu (cas de Bergeron) des ténors devenus basses par une deuxième mue, remonter peu à peu à l'échelle de baryton ; mais ces prétendus sons de basse cachaient une vraie voix de baryton ; ce n'était là, comme disent les professeurs de chant, qu'une *voix déplacée*, et la preuve c'est que si les larynx ainsi remaniés avaient momentanément le registre de basse, ils n'en avaient aucunement le timbre.

Ceci dit, revenons à la mue normale.

Lorsque la puberté arrive pour bouleverser l'organisme infantile, elle ne se contente pas de faire muer la voix : ce n'est là qu'un de ses effets. Son action modificatrice s'exerce sur le corps tout entier ; chaque système y subit alors plus ou moins ce remaniement spécial qui virilise ou féminise un être jusque-là neutre. Parallèlement au changement de la voix, ayant même sur lui la préséance physiologique, marche le développement génital. — Ailleurs, et assez souvent pour que nous n'ayons pas à la retracer ici, on a fait l'histoire des premières érections qui surprennent le garçon ou de l'excitabilité nouvelle que la jeune fille se découvre; tous les auteurs expliquent comment, par une évolution simultanée de la génitalité et de la phonation développées côte à côte, l'homme, au moment où sa voix est définitivement fixée est devenu apte à procréer, et la femme, nubile.

Il y a aussi plus qu'un parallélisme, il y a une sorte de balancement entre le développement génital et l'accroissement laryngé; un des deux systèmes semble vouloir attirer les forces vitales à son profit au détriment de l'autre. Dans les pays chauds où l'hyperémie considérable qui accompagne l'évolution testiculaire ou utérine se traduit par l'explosion violente de nouveaux désirs vénériens, la mue de la voix passe comme inaperçue, et l'individu se plaint à peine de légères sensations de gêne ou de picotement au niveau du cou; le son vocal s'enroue peu et s'altère à peine. Au contraire, dans les pays froids, contrées où l'homme et la femme ne se génitalisent que tard et ignorent les violents emportements sexuels des races du Midi, la puberté modifie tranquillement et doucement le système reproducteur; en revanche, la mue vocale est pénible, douloureuse, s'accompagnant de vraies laryngites, de raucité et même d'aphonie; pendant une année et plus, le larynx souffre, lutte contre sa rénovation pénible et sort enfin de la crise, entièrement et profondément modifié. Eh bien, ne peut-on pas voir dans ce peu de modifications que la mue imprime aux larynx méridionaux, une des causes, sinon la seule, qui fait que les peuples du Midi possèdent des voix si aiguës et si claires, et nous expliquent cette énigme démographique que la plupart des ténors viennent d'Italie [1] ou de Toulouse?

Malgré ce qui précède, retenons seulement cette conclusion qu'il y a harmonie de formation entre l'organe qui parle et celui qui engendre, et qu'en assignant à chaque organe génital une aspiration propre, la puberté donne un sexe à la voix. Là où le sexe génital se trompe, le sexe vocal se dévie; nous n'avons pas à suivre Koch dans ses vraisemblables et curieuses dissertations laryngo-historiques pour savoir si Sardanapale était soprano ou si Sémiramis avait une voix de virago; mais nous savons d'expérience habituelle que chez les femmes qui ont le caractère et l'es-

---

1. Cette explication est au moins aussi plausible que celle que donne le Dr Carter Moffat, de Glasgow. (*Brit. Med. Journal*, 12 janvier 1884.) Il admet que la beauté des voix italiennes est due à la présence d'eau oxygénée dans la rosée du ciel d'Italie! Pour appuyer sa théorie, il fait devant tous les auditeurs de son cours l'expérience suivante : il se barbouille les cordes vocales d'eau oxygénée; et aussitôt sa voix, dont l'intonation est normalement très désagréable prend le timbre et la hauteur d'un ténor incomparable. — Et on dira encore qu'il n'y a rien de nouveau sous le soleil!

prit masculins, la voix est rude et grave, et que chez l'homme à structure de femme, la voix a le timbre féminin..... Tout cela prouve que les testicules [1] ou l'ovaire gouvernent le larynx ; et si chez l'enfant on supprime le système génital, la puberté n'a plus de raison de se produire, et la voix ne mue pas.

Le castrat garde donc la voix de l'enfant : et nous ne parlons pas des adultes chirurgicalement estropiés chez qui la castration la plus complète ne peut modifier une voix qui depuis longtemps a normalement mué (Origène, après sa mutilation, chantait et prêchait comme par le passé), mais seulement de l'*eunuque*, ce produit spécialement confectionné pour les besoins de la civilisation orientale, et que la chapelle Sixtine consomma longtemps. — A Siout, à Girgeh, les deux grands centres de fabrication, on amène l'enfant nègre de six à huit ans, misérable et prisonnier ; on le fortifie, on l'engraisse, puis, lorsqu'on le suppose en état de suffisante résistance, d'un coup de rasoir on lui tranche scrotum et pénis, tout ce qui dépasse ; on arrose la plaie d'huile bouillante et on enterre pendant vingt-quatre heures l'opéré jusqu'à la ceinture dans du sable chaud ; un pansement à l'argile complète l'œuvre ; et le quart

---

1. Les chanteurs savent bien l'influence désastreuse qu'exercent les abus vénériens sur les notes élevées.

des opérés qui survit se compose d'êtres neutres, définitivement immobilisés dans leur développement génital et vocal.

On conçoit que, la mue ne se faisant pas chez ces gens-là, leur larynx reste complètement infantile [1]. Cependant le thorax et les poumons se sont néanmoins accrus, et aussi le pharynx et la bouche ont grandi comme d'ordinaire, si bien que l'instrument vocal n'est plus proportionné au souffle pulmonaire qui l'ébranle, aux caisses de renforcement ou aux cavités de résonnance qui l'amplifient. — L'eunuque, le « musico » ne conserve de la voix de l'enfant que la hauteur; il prend un timbre voisin de celui du soprano féminin, assez pour qu'il le supplée; et dans le célèbre chœur de la chapelle Sixtine, les eunuques sont nécessaires pour établir une liaison harmonique entre les voix extrêmes de l'enfant et de l'adulte. En un mot, l'eunuque a la même hauteur de voix que l'enfant (ses plus beaux sons sont entre le FA_4 et l'UT_5; on l'a même vu atteindre le MI_5); mais son intensité est plus forte à cause de la

1. Le larynx de l'eunuque est cependant un peu plus volumineux que celui de l'enfant, car s'il s'échappe à l'accroissement rapide que provoque d'habitude la puberté, il participe cependant à l'accroissement lent et progressif de tout l'organisme. Suivant Gruber (*Archiv. für Anat. und Phys.*, 1847) qui a fait l'autopsie d'un eunuque, le larynx de ce dernier était moins grand que celui de l'homme d'un quart et de celui de la femme, d'un septième.

plus grande puissance pulmonaire, et son timbre moins criard et plus rond est la conséquence naturelle du développement des résonnateurs que la castration n'a pas entravé. Il est, de plus, aisé de comprendre que, eu égard à la faible ouverture de la glotte des castrats, ceux-ci soient remarquables par la facilité avec laquelle ils tiennent pendant longtemps une note filée [1].

C'est longtemps après la mue, vers trente ans — car après l'âge de la puberté le larynx continue encore faiblement à s'accroître [2] — qu'il faut comparer les larynx d'homme et de femme.

Le larynx de la femme est au larynx de l'homme dans la proportion de 7 à 10, et cela, abstraction faite de toute considération de taille, car la femme de six pieds aura toujours un organe vocal plus petit que celui d'un cyphotique arrêté dans son développement. Le diamètre transversal varie fort peu dans les deux sexes : 43 et 41 millimètres ; mais, en passant de l'un à l'autre, le diamètre vertical tombe de 44 à 36 millimètres et l'antéro-postérieur de 36 à 26 millimètres ; c'est donc sur ce diamètre, qui mesure la longueur des cordes

1. Inversement, Koch rapporte que, dans quelques cas où les deux ovaires ont été enlevés avant la puberté, la voix féminine est devenue rude et grave. — Mojon, cité par Bergeron, dit aussi : « *A quelle donne sono state tolte le ovaje, la voce acquisiti della rauccdine.* »

2. L'évolution complète du larynx n'est terminée qu'à vingt-deux ans chez la femme et vingt-cinq ans chez l'homme.

vocales que portent les différences les plus grandes; au lieu que l'écartement respiratoire de la glotte peut être considéré comme constant et identique dans les deux cas. — Le larynx de la femme a des formes plus arrondies, des angles plus mousses, des cartilages plus tendres, des muscles plus souples, et il est bien mieux construit que celui de l'homme en vue de la vocalise légère.

D'après ces données anatomiques, il est de toute évidence que la voix de l'homme sera plus grave que celle de la femme. Les voix masculines s'étendent ordinairement du FA_4 au SI_3, les voix féminines du SOL_2 à l'UT_5. Malgré les nombreuses variations individuelles, on voit d'emblée que la femme chante à l'octave supérieure de l'homme. Dans les deux sexes on a pu établir trois groupes de voix, sans que les limites qui les maintiennent aient quelque chose de fixe, d'autant plus que le travail ou la fatigue peuvent les étendre ou les restreindre, d'autant plus encore qu'entre les voix extrêmes peuvent s'échelonner tous les intermédiaires que la théorie permet de supposer.

Dans les voix d'homme, on distingue :

la basse	—	du	FA_1	au	MI_3
le baryton [1]	—	du	LA_1	au	SOL_3
le ténor	—	du	UT_2	au	SI_3

1. Les voix de baryton sont les plus communes.

et dans les voix de femme :

le contralto	—	du	SOL_2	au	FA_4
le mezzo-soprano [1]	—	du	SI_2	au	LA_4
le soprano	—	du	UT_3	au	UT_5

En somme, chacune des voix dispose d'environ deux octaves, et peut, par l'étude, augmenter de quelques notes la richesse de son clavier.

Nous donnons page suivante un tableau graphique qui permet de voir que ces voix d'apparence très dissemblable s'imbriquent en grande partie, et que, même dans les gammes fournies par les deux sexes, il y a beaucoup de notes communes, ce qui prouve que c'est encore plus dans le timbre que dans la hauteur qu'il faut rechercher la caractéristique des voix.

De quarante-cinq à cinquante ans chez l'homme, plus tôt chez la femme, dont l'évolution génitale avance au temps de la puberté comme au temps de la ménopause, le larynx commence à vieillir. Il se produit alors une mue tardive, atténuée, ce qu'on pourrait appeler une mue inverse. C'est qu'en effet à l'époque première de l'évolution génitale, le remaniement de l'organe vocal, brutal et complet chez l'homme, avait été peu accentué dans l'organisme féminin, très occupé du côté de l'ovaire ; maintenant, à la ménopause, profitant

1. Les voix de mezzo-soprano sont les plus communes.

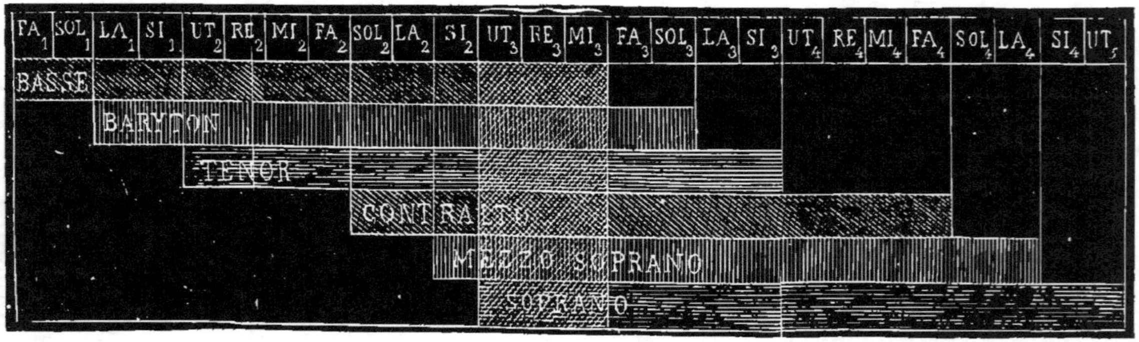

FA₁ SOL₁ LA₁ SI₁ UT₂ RE₂ MI₂ FA₂ SOL₂ LA₂ SI₂ UT₃ RE₃ MI₃ FA₃ SOL₃ LA₃ SI₃ UT₄ RE₄ MI₄ FA₄ SOL₄ LA₄ SI₄ UT₅
BASSE
BARYTON
TENOR
CONTRALTO
MEZZO SOPRANO
SOPRANO

de l'atrophie utéro-ovarienne, le larynx prend sa revanche ; à mesure que le corps se modifie, se déféminise, la voix baisse, prend un timbre plus grave et tend à ressembler à celle de l'homme, les deux sexes tendant ainsi à se rapprocher dans leur neutralité inféconde. Mais l'homme, plus longtemps maître de sa puissance génitale, garde aussi une voix plus fixe, et ne mue pas comme fait la femme à son retour d'âge.

Puis, quand commence la grande déchéance sénile de l'organisme, toute influence sexuelle s'annule, et la voix s'abîme peu à peu dans l'effondrement général de l'être vivant. Fidèles à notre plan préféré, nous avons à étudier la déchéance vocale dans les systèmes sous-glottique, glottique et sus-glottique.

Une des grandes causes d'affaiblissement de la voix chez le vieillard, c'est la diminution de la force d'expiration pulmonaire qui entraîne nécessairement la *diminution de l'intensité vocale*, trouble exclusivement sous-glottique. La raison en est surtout que le thorax dilaté revient mal sur lui-même, car il a perdu son élasticité, de par l'ossification des cartilages costaux, laquelle rendrait la cage thoracique complètement indilatable, s'il n'était anatomiquement démontré que ce travail ossifiant marche toujours avec une extrême lenteur, commence de cinquante à soixante ans, et n'aboutit jamais, même dans la vieillesse la plus avancée, à la transformation osseuse absolue du cartilage. Et, de plus, en même temps que le thorax devient moins souple et plus difficile à mouvoir, les muscles, au lieu de gagner en énergie, s'affaiblissent parallèlement et deviennent insuffisants pour leur tâche. A cela, il faut encore ajouter la fréquence des altérations bronchiques et pulmonaires chez le vieillard et la diminution de capacité respiratoire qu'entraîne la moindre travée de sclérose.

A la glotte, mêmes altérations : muscles affaiblis ayant à mouvoir des cartilages plus rebelles. A quarante-cinq ans [1] se montrent des points d'ossification dans les cartilages du larynx, souvent au niveau des insertions musculaires, toujours à la périphérie. Ici le travail ostéoplasique évolue beaucoup plus vite et plus complètement que dans les cartilages costaux, et il aboutit à un travail d'excavation aréolaire de la charpente laryngienne qui la rend plus fragile. Les articulations, en même temps, tendent à s'ankyloser et peuvent présenter tous les degrés de l'arthrite, et cette altération, qui entrave la marche en gênant le genou,

---

1. Quelquefois même à quarante ans. Chez la femme, cette ossification est beaucoup plus tardive et ne se fait qu'à soixante-dix ans, ce qui explique que si la voix de femme perd autant que celle de l'homme en intensité, elle conserve mieux ses notes aiguës.

trouble la voix en immobilisant les aryténoïdes.
En outre la muqueuse laryngienne se dessèche,
jaunit, se racornit, les muscles deviennent plus
faibles et beaucoup moins élastiques ; la tension
complète des cordes vocales inférieures est difficile, sinon impossible, et les notes de la gamme
vocale disparaissent dans le registre élevé en commençant par les plus aiguës ; donc à l'altération
sous-glottique de l'intensité s'ajoute la *sénilité
glottique qui retentit sur la hauteur* et rétrécit le
champ vocal. Ces métamorphoses ne s'opèrent que
peu à peu ; par de grandes précautions hygiéniques et d'habiles exercices, certains ténors italiens
ont pu longtemps conserver la hauteur de leur
voix.

D'une façon générale, la voix baisse en vieil-
lissant par défaut de tension glottique. Un autre
phénomène cependant s'observe dans un âge très
avancé : certains vieillards parlent en voix de
fausset. Chez ceux-ci, dit Fournié, l'infiltration
granulo-graisseuse empêche les muscles de se
contracter efficacement ; la tension des cordes
vocales n'est plus possible et le seul mécanisme
vocal qui conserve quelque efficacité est l'occlusion
en arrière de la glotte, condition nécessaire, mais
suffisante, comme nous le verrons plus loin, pour
produire la voix de tête.

Viennent aussi avec l'âge les altérations des

cavités sus-glottiques, qui ont pour unique résultat de *modifier le timbre de la voix*. C'est surtout la disparition des dents qui donne à l'émission des voyelles et plus encore des consonnes le caractère spécial de la phonation sénile.

En somme, la vie d'une voix n'est qu'un lent abaissement de tonalité, brusqué à un moment par la secousse de la mue : c'est un son d'orgue qui s'aggrave à mesure que son anche grandit et son tuyau s'allonge, et qui s'affaiblit peu à peu quand son soufflet s'épuise par usure; c'est une gamme qui descend doucement du premier cri de l'enfant à la dernière plainte du vieillard. Ainsi doit se comprendre l'histoire du larynx.

CHAPITRE V

DE LA CARACTÉRISTIQUE ANATOMIQUE
DES REGISTRES ET DES VOIX

I. — Du mécanisme de la voix de fausset. — Théories prélaryngoscopiques. — Théories laryngoscopiques. — Réfutation. — Erreurs de Garcia, de Bataille, de Fournié, de Michaël, de Mandl, de Müller. — Nous adoptons la théorie de Vacher. — Grande lacune dans l'histoire contemporaine de la voix de fausset : on s'occupe de son diapason, mais non de son timbre. — Qu'est-ce qu'un registre? — Le registre de médium n'existe pas. — Le registre de contrebasse est incompatible avec le chant moderne et casse la voix. — Équation entre le larynx et le pharynx qui explique le passage du registre de poitrine au registre de fausset. — Le raisonnement et l'observation prouvent que la glotte se relâche pendant la voix de fausset; en même temps elle se raccourcit par l'occlusion de son tiers postérieur. — Précautions à prendre pour pratiquer un examen laryngoscopique fructueux. — Aspect de la glotte en fausset. — L'anatomie confirme cette manière de voir. — Changements dans la manière d'être des résonnateurs. — Obturation des ventricules. — Contraction exagérée du pharynx. — Relèvement du voile. — Vibration de la bouche.

II. — Peut-on caractériser anatomiquement les différentes voix? — Opinion de Mandl. — Nos premières tentatives ont été infructueuses. — Signification différente et spéciale de la longueur et de la largeur des cordes vocales. — Intervention d'un nouveau facteur : le timbre. — Comparaison musicale d'une voix de ténor et d'une voix de baryton superposées. — Ce n'est donc pas seulement dans la glotte qu'il faut rechercher les caractéristiques des voix, mais aussi dans les cavités de résonnance. — Interprétation de la forme du cou, de la longueur du visage, de la saillie de l'angle des mâchoires. — Résumé de nos observations; nous caractérisons les voix d'après ces deux facteurs : longueur des cordes vocales et dimensions verticales de la boîte laryngienne.

Avant, comme après l'invention du laryngoscope, des théories très dissemblables ont été émises sur la cause productrice des deux registres de la voix, celui de poitrine et celui de tête. Ces opinions ont été exposées par des physiologistes, par des physiciens, par des médecins spécialistes, ou enfin par des professeurs de chant. Il nous serait peut-être difficile de citer les noms de tous ces auteurs, car nombre d'entre eux ont adopté, même sans recherches personnelles, les idées de leurs devanciers ; aussi nous contenterons-nous de rappeler les noms de ceux qui ont proposé les explications les plus originales ; et, ce qui frappera surtout l'esprit des lecteurs, c'est la variété si bizarre de ces opinions, même après l'application du miroir laryngoscopique.

Avant cette grande découverte, les différences d'explication semblaient compréhensibles.

Ainsi *Liscovius* supposait que les cordes vocales étaient relâchées dans la voix de tête, tendues dans la voix de poitrine.

Malgaigne [1] croyait que la voix de tête prove-

1. Malgaigne, *Nouvelle théorie de la voix humaine. Arch. gén. de médecine*, 1830.

nait de ce que le voile du palais étant abaissé, le son retentissait dans les fosses nasales.

Bennati [1] pensait que les sons de tête étaient d'origine sus-laryngienne, et les croyait produits par l'action de l'os hyoïde, de la langue et du voile du palais.

Cagnard-Latour [2] attribuait la production de la voix de tête à la vibration simultanée des quatre cordes vocales.

Diday et *Pétrequin* [3] admettaient que la voix de poitrine est due à la vibration des cordes vocales, qui restent immobiles dans la voix de tête, et laissent l'air devenir le corps sonore, tout comme dans une flûte.

Nulle de ces opinions n'a pu se maintenir après l'intervention du contrôle laryngoscopique : nous aurions trop beau jeu à vouloir les critiquer : il suffit que l'oubli les abrite.

Voici maintenant d'autres théories plus scientifiques, qui toutes ont senti le besoin d'édifier leurs bases sur l'observation directe intra-laryngée.

Garcia [4], qui avait eu l'occasion de voir le

1. Bennati, *Recherches sur le mécanisme de la voix humaine.* Paris, 1832.

2. Cagnard-Latour, *Comptes rendus, Académie des sciences,* 1837.

3. Diday et Pétrequin, *Mécanisme de la voix de fausset. Gaz. med. de Paris,* 1844.

4. Garcia, *Mémoire sur la voix humaine.* Paris, 1847.

8

premier l'intérieur d'un larynx, regardait le son comme uniquement engendré au niveau de la glotte, et dû aux vibrations de l'air ; la glotte se ferme alors d'arrière en avant à mesure que le son devient plus aigu. Dans la voix de poitrine, suivant lui, les cordes vocales s'affronteraient dans toute leur épaisseur, et dans la voix de tête seulement par leurs bords.

Bataille [1] soutenait que, dans le registre de poitrine, les aryténoïdes se touchent par le tiers inférieur de la face interne : quand ils se touchent par leurs deux tiers supérieurs, la voix de tête se produit, et en ce même moment toute vibration sous-glottique cesse.

Fournié [2], le chaud partisan de la vibration isolée de la muqueuse, admet aussi que la glotte se ferme d'arrière en avant à mesure que la voix monte ; le registre de poitrine est terminé quand les constricteurs de la glotte ont atteint le plus haut degré de leur contraction : alors les muscles extrinsèques du larynx entrent en jeu pour rapprocher les lames du thyroïde et resserrer encore la glotte : et la voix de tête est alors produite.

Michaël [3] divise la voix en trois registres : fausset ou tête, médium, poitrine. A chaque

1. Bataille, *Nouvelles recherches sur la phonation*. Paris, 1861.
2. Fournié, *Physiologie de la voix et de la parole*. Paris, 1866.
3. Michaël (J.), *Berlin. Klinisch. Woch.*, 1876.

registre correspond un muscle laryngien spécial, qui donne à la glotte la forme caractéristique de ce registre, et dont la parésie entraîne sa disparition ; les autres muscles n'agissent alors que comme auxiliaires et pour augmenter la hauteur du son.

L'aryténoïdien transverse serait le muscle de la voix de poitrine, le thyro-aryténoïdien celui de la voix de médium, le crico-thyroïdien celui de la voix de tête. Et celle-ci serait due à la vibration isolée du bord libre des cordes vocales.

Mandl [1], qui admet durant les sons de poitrine la béance de la glotte interaryténoïdienne, attribue la voix de tête à un mouvement spécial des aryténoïdes qui, en s'accolant, suppriment de l'aire glottique l'espace qui les sépare. De plus, dans les sons élevés du registre de fausset, les replis supérieurs et la base de l'épiglotte s'appliquent sur les lèvres vocales et agissent d'une manière analogue à la rasette, en diminuant la largeur et la longueur de la partie vibrante.

Müller [2] et *Donders* [3] adoptent cette autre théorie que dans la voix de tête la portion ligamenteuse de la corde vocale vibre seule, tandis

1. Mandl, *Hygiène de la voix.* Paris, 1879.
2. Max Müller, *Les sciences du langage.* Paris, 1867.
3. Donders, *Zür Klangfache der vocale,* in *Archiv. für die Holland.*, III, 1863.

que dans la voix de poitrine la partie musculaire vibre en même temps.

Enfin *Vacher* [1], qui s'est livré à un certain nombre d'expériences sur lui-même, en conclut que la glotte interaryténoïdienne est toujours fermée au moment de la production du son : dans la voix de poitrine, les cordes vocales inférieures vibrent dans toute leur longueur ; dans la voix de tête, elles se trouvent accolées en arrière dans une partie de leur étendue, et vibrent dans une longueur variable suivant la hauteur du son.

Des divergences d'opinions aussi radicales que celles que nous montre l'énoncé de ces théories, mises dans la bouche d'auteurs dont la grande compétence est indiscutable en matière de voix, font comprendre combien la glotte garde bien son secret, et combien il est difficile de pénétrer le mystère de la voix de fausset. Quoique évidemment, parmi ces sept explications, une seule au plus soit conforme à la réalité, cependant il est très difficile de les détruire par une réfutation exempte de faiblesses ; chacun des maîtres a tiré ses conclusions d'observations ou d'expériences longuement méditées ; et c'est le propre de toute théorie édifiée sur un fait réel, d'avoir une base irréfutable devant laquelle doit s'arrêter toute

1. Vacher, *Thèse de Paris*, 1877.

critique qui ne soit pas attaque de parti pris. Heureusement, comme nous allons le voir, la physiologie nous fournit des armes dont nous tâcherons de nous servir au mieux des intérêts de notre critique.

Isolément envisagée, que devient chacune de ces théories battue par une argumentation minutieuse?

Théorie de Garcia. — Garcia admet d'abord que le son vocal est dû aux vibrations de l'air; plus haut (p. 18), au début de notre travail, nous avons envisagé cette question avec assez de détails pour n'avoir simplement besoin que de retranscrire ici notre conclusion formelle, que le son est produit par la vibration de la glotte elle-même et non de l'air interglottique. — Quel est ensuite ce mécanisme spécial qui permet aux cordes vocales inférieures de s'affronter tantôt par leurs bords, tantôt par toute leur épaisseur? Nous avouons ne nous en faire aucune idée. D'ailleurs, si les cordes vocales s'affrontent, si elles sont en contact absolu, il n'y a plus d'espace interglottique et partant plus de voix du tout; et ensuite, comment les cordes vocales pourraient-elles s'affronter autrement que par leur bord libre? Que signifie ce mot : S'affronter dans toute leur épaisseur? Serait-ce donc que les deux faces inférieures, légèrement obliques, subiraient un grand mouvement de rotation

8.

qui les rendrait parallèles et les accolerait? Voilà
certainement un mécanisme obscur, et dont nul
auteur contemporain n'a jamais parlé.

Théorie de Bataille. — Médecin à ses heures,
mais artiste toujours, Bataille était certainement un
minutieux observateur de la vie intra-laryngée ;
et il semble qu'on puisse d'autant moins critiquer
son talent d'observation qu'il s'y livrait tout entier, négligeant absolument tout autre procédé
plus scientifique d'investigation. Seul, un sujet
fut assez docile pour supporter d'aussi patientes
recherches : ce fut lui-même. Aussi l'œuvre de
Bataille se résume-t-elle tout entière dans une
merveilleuse autobiographie de son propre larynx. Mais aussi quel larynx! Un larynx dressé
en haute école, où des aryténoïdes agiles se touchent tantôt de ci, tantôt de là : où la muqueuse
sous-glottique se gonfle en tambours vibrants
jusque dans la trachée, où chaque note, chaque
dièze amène une coordination spéciale et caractéristique de toutes les parties qui l'émettent ;
larynx modèle, à l'image duquel les hommes ont
orgueilleusement cru pendant longtemps que le
leur était façonné, sans réfléchir que jamais semblable organe ne s'était vu, ni ne se verra.

Il y a aussi gros à parier que Bataille était
affligé de la double vue, sans quoi comment au-
rait-il pu si admirablement observer toutes les

modifications vocales qui se passent sous une glotte nécessairement fermée pendant l'émission du son?

La grande autorité de Bataille a longtemps imposé de telles idées surtout dans le monde artistique; c'est que, médecin et professeur de chant à la fois, il avait beau jeu pour reprocher à ses confrères leur inexpérience des choses de la musique, à ses collègues leur ignorance anatomique. Comment n'avoir pas toujours raison?

En deux mots nous pouvons tomber une aussi grande gloire : 1° Personne n'a jamais vu ce qui se passe au-dessous de la glotte lorsqu'elle se contracte pour émettre un son; 2° quant aux divers modes d'accolement des aryténoïdes (chose à reviser), ils n'ont aucune valeur vocale, attendu que la glotte interaryténoïdienne ou vocale s'obture dès que la voix est émise; ils n'ont donc rien à voir dans les phénomènes de la phonation.

Théorie de Fournié. — Fournié, dont nous avons attaqué plus haut la théorie vocale en montrant combien est impossible la vibration isolée de la muqueuse, a-t-il le droit d'attribuer la production de la voix de tète à l'action des muscles extralaryngiens qui viendraient en aide aux muscles intrinsèques pour augmenter la constriction glottique? Non certes.

La voix de tète est un repos pour le larynx, et

si cette théorie était vraie, de cet excès de contraction naîtrait au contraire un excès de fatigue. — D'après Fournié encore, au moment de la voix de tête, l'occlusion glottique vue au laryngoscope devrait être **maxima** : et l'inverse seul est vrai ! Cependant nous avons vu des chanteurs qui prétendent, au moment où ils émettent des notes de tête, ressentir une sensation spéciale de resserrement du larynx, comme si l'angle du thyroïde se refermait ; mais ce sont là en général gens qui s'observent mal, s'interprètent encore pire, et localisent vaguement à tout le cou les contractions pharyngiennes, types du registre de fausset. — Enfin, personne n'a jamais pu vérifier ce mécanisme dont parle Fournié.

Théorie de Michaël. — Que penser des expériences de Michaël ? Elles sont difficiles à attaquer surtout lorsque l'auteur allemand vient nous affirmer qu'il les a répétées nombre de fois et avec succès toujours égal. — Cependant, si bien forgée qu'elle soit, sa cuirasse a quelques défauts.

Quel droit a-t-il de faire un registre spécial de la voix de médium, qui ne se différencie nullement de la voix de poitrine dont elle constitue les notes élevées ? Comment se fait-il que ce registre douteux et nullement spécial ait un muscle qui lui soit propre ? et quel muscle ! le plus important de tous, le thyro-aryténoïdien, le muscle phonateur par excellence!

Quant à son explication de la voix de tête, elle ne nous satisfait guère.

Encore une fois, nous ne pouvons admettre la vibration isolée du bord libre de la corde vocale que tendrait le crico-thyroïdien. Ce muscle, qui a surtout pour effet d'allonger les lèvres de la glotte, ne se contracterait que dans le registre de fausset..., d'où cet étrange paradoxe que les notes aigües de la voix correspondraient à la longueur maxima des cordes vocales inférieures, tandis que, dans les sons les plus graves de la voix de médium, le crico-thyroïdien n'agissant pas, le thyro-aryténoïden aurait toute liberté pour raccourcir, en se contractant, les cordes vocales dont la brièveté serait ainsi proportionnée à la gravité du son !

Théorie de Mandl. — Mandl est un grand maître en phonologie; il a beaucoup et bien observé, uni aux fruits de sa grande expérience de musicien son incontestable talent médical ; et ne chantant pas, il n'a pas été tenté de donner à sa propre glotte la publicité que Bataille a faite autour de son larynx. Mais, si l'on veut bien se reporter à ce que nous disions plus haut (page 43) sur le rôle des aryténoïdiens transverses, on verra que nous ne pouvons discuter la théorie que Mandl a construite pour expliquer les registres de tête et de poitrine, attendu que, dans aucun cas, nous n'admettons que la glotte respiratoire reste béante pendant la phonation. Cette question, que nous ne voulons pas reprendre ici encore une fois est capitale et doit juger toute notre œuvre; car, ou la glotte interaryténoïdienne est toujours fermée durant l'émission de la voix, et alors Mandl a tort dans sa manière de nous expliquer la voix de tête; ou cet espace postérieur demeure béant pendant la phonation et alors tout cet ouvrage est faux d'un bout à l'autre; et nous n'avons que faire de discuter une question de détail, quand l'ensemble de notre édifice s'effondre à la fois.

Le rôle que Mandl fait jouer à la corde vocale supérieure, qui, descendant sur l'inférieure à la façon d'une rasette, en raccourcirait la partie vibrante, est conforme à ce que l'anatomie nous apprend de la structure musculaire de la corde vocale supérieure : nous avons même une fois observé ce mécanisme sur un larynx de basse; mais, depuis, nous ne l'avons jamais revu, et nous sommes enclins à croire que Mandl aura attribué une trop grande importance à la contraction physiologique et habituelle des parties supérieures du larynx.

Théorie de Müller. — Encore une fois la corde vocale inférieure vibre tout entière quand elle produit la voix ; il est absolument antiphysiologique et contraire à l'anatomie de vouloir localiser l'oscillation sonore à telle ou telle de ses parties ; donc la théorie de Müller, qui fait naître la voix de tête de la vibration ligamenteuse et la voix de poitrine de la vibration musculaire de la glotte, nous semble radicalement fausse.

Théorie de Vacher. — Chanteur et médecin à la fois comme Bataille, Vacher a suivi l'exemple donné par le professeur du Conservatoire, et ce qu'il nous décrit dans sa thèse c'est presque uniquement l'histoire et la géographie de son organe vocal. Seulement, à l'inverse de Bataille, il s'est trouvé que, dans ses explications, il est tombé d'accord avec nous, et nous croyons fermement que sa théorie est vraie.

Toutes ces théories laryngoscopiques présentent une grande lacune qu'avaient cherché à combler les théories anciennes, hypothèses nées de l'imagination ou du raisonnement. Ce qui différencie la voix de poitrine de la voix de tête, c'est surtout la hauteur du son ; mais c'est aussi son timbre. Il est aisé de prouver qu'entre ces deux voix il est d'autres séparations que les différences du nombre de vibrations. Telle note, par exemple le LA$_4$ des ténors, peut être indifféremment donnée en poitrine ou en fausset, et cependant, de ces deux sons également hauts, chacun est immédia_ tement rattaché par une oreille compétente au registre dont il fait partie. Cette intervention capitale du timbre dans la voix de tête montre qu'il doit se passer en ce moment toute une série de modifications dans le système résonnateur sus-glottique. Deux phénomènes caractérisent le passage de la voix de poitrine à la voix de tête : hauteur plus grande, et, en effet, tout le larynx se modifie ; timbre plus grêle et, en conséquence, les cavités sus-glottiques changent leur disposition.

Voilà notre idée ; voilà la théorie que nous allons développer. Mais, avant cela, et pour nous faciliter la besogne, reprenons du commencement l'étude des registres.

Qu'est-ce qu'un registre ?

Voici la définition un peu longue et vague qu'en donne Garcia :

« Par le mot registre, on doit entendre une série de sons consécutifs et homogènes, allant du grave à l'aigu, produits par le développement d'un même principe mécanique, et dont la nature diffère essentiellement d'une autre série de sons, produits par un autre principe mécanique. » En d'autres termes, un registre, c'est toute la série des sons que peut fournir la glotte par un mode de contraction donné.

Puis Garcia passe à la division de la voix en registre de poitrine, registre de médium, registre de fausset ou de tête. Et pour caractériser d'emblée ces divers registres, il nous dit que l'homme parle habituellement en voix de poitrine, la femme en voix de médium ou quelquefois de fausset, l'enfant en voix de tête. — Le registre de poitrine et le registre de tête sont deux entités vocales incontestables : le registre de médium, constitué par des sons de transition, n'est plus admis, quoique Fournié ait tenté de le faire revivre sous le nom de voix mixte.

Enfin, sous le nom de *registre de contrebasse*, Garcia (*Esculape*, 1841) décrit un quatrième registre fort grave dont font usage les chanteurs russes.

Il comprend les notes immédiatement inférieures à MI♭ dans l'étendue d'une quarte environ. Ce registre procurerait un grand repos au chanteur, tandis qu'au contraire les notes les plus graves de la voix de poitrine le fatiguent extrêmement. Comme ces recherches sont antérieures à l'invention du laryngoscope, on sait seulement que pendant l'émission des sons de contrebasse le larynx remonte fortement (mouvement en contradiction flagrante avec ce que nous savons de la physiologie laryngée), et la cavité pharyngienne est gonflée à l'excès. Cette façon de chanter ne s'apprend qu'avec une certaine difficulté et produit chez les débutants de violentes quintes de toux.

9

Ce registre est absolument inapplicable à nos partitions musicales, car il existe une lacune, un trou dans la voix entre les sons les plus élevés de contrebasse et les notes les plus graves de poitrine.

Un autre inconvénient de l'emploi du registre de contrebasse est de détruire peu à peu le registre de poitrine; cela seul suffirait à le faire condamner.

Tout le mécanisme du fonctionnement de la glotte que nous avons longuement décrit dans un précédent chapitre s'applique uniquement à la voix de poitrine. La voix de tête, chez l'homme adulte, ne se produit que dans des circonstances toutes spéciales, et presque uniquement dans le chant; ce n'est en somme qu'un truc qu'emploie le chanteur pour pouvoir interpréter dans une partition des notes écrites au delà de la limite supérieure de sa voix de poitrine. Tel ténor d'opéra qui donne aisément l'ut de poitrine n'a que faire de la voix de tête; les ténorinos d'opérette, au contraire, se servent à chaque instant de la voix de fausset pour chanter les notes élevées. Ce n'est au fond qu'une pure convention moderne : jadis Nourrit dans le rôle d'Arnold usait à profusion des notes de fausset; Duprez vint qui chanta toute la partition en voix de poitrine, et l'usage s'en est perpétué. Peut-être même les notes de tête sont-elles plus douces et plus agréables à entendre que les notes élevées de poitrine ; mais nous sommes ainsi faits que nous ne tolérons la voix de tête que comme un pis aller : tout le bruit qu'on a fait autour de l'ut dièze de Tamberlick ou du ré de Gayarré, n'a jamais été mérité, même au centième, par les plus beaux sons de fausset.

Chez la femme, c'est le contraire. Les deux tiers supérieurs de sa voix appartiennent au registre de fausset : c'est tout au plus si elle a en bas l'hospitalité d'une octave à donner aux sons de poitrine. Il s'en suit de là que la femme, qui, bien plus que l'homme, amplifie ses moindres émotions par de profondes inflexions de langage, de véritables arpèges de conversation, use indifféremment en parlant du registre de poitrine et du registre de tête, où elle a à sa disposition une bien plus grande quantité de sons.

Avant tout examen laryngoscopique, en raisonnant simplement d'après les faits subjectifs, tâchons de comprendre le mécanisme de cette voix de fausset. Deux conditions la caractérisent : modifications de hauteur, modifications de timbre, à quoi doivent nécessairement correspondre deux séries de changements anatomiques : changement dans le larynx, changement dans la cavité bucco-pharyngienne. Exemple : soit un ténor léger (les ténors sont les sujets les plus commodes à examiner dans ce genre de recherches) qui monte une gamme ; il atteint en voix de poitrine le SOL_3 ; à l'aide d'un grand effort [1] pulmonaire et d'une violente contraction glottique, il pourra atteindre le $SOL_3^{\#}$; et puis c'est tout ; il n'ira pas plus loin. Il substitue alors au registre de poitrine le registre de tête : immédiatement il sent dans son larynx comme une grande détente qui se produit, toute constriction pénible cesse, et il donne aisément le LA_3, le SI_3, l'UT_4 même, sans éprouver cette fatigue qui accompagnait le $SOL_3^{\#}$ de poitrine. Mais, en même temps, il éprouve au niveau du pharynx et de la base du cou une sensation nouvelle inconnue dans le registre de poitrine ; une sensation de contraction spasmodique, qui constitue en arrière de la bouche comme une nouvelle cavité de résonnance où l'air sonore émis par la glotte vient directement se répercuter ; sensation toute spéciale qui a jadis fait baptiser les sons de fausset du nom bizarre de voix de tête.

---

1. A ce propos il est bon de faire remarquer que les notes élevées de poitrine sont rarement chantées *piano*, mais au contraire *fortissimo ;* la raison en est qu'à ce moment les cordes vocales sont tellement tendues qu'il faut pour les mettre en mouvement un courant d'air expiratoire d'une puissance très forte : un ténor qui peut filer un ut de poitrine *a des cordes vocales plus courtes* que ses confrères ; leur tension n'ayant pas besoin d'être alors aussi forte, le poumon peut nuancer la force de l'expiration sans cesser de les faire vibrer.

Nous insistons beaucoup sur ce fait qu'il y a dans le passage du registre de poitrine au registre de tête une sorte de balancement, ou, si l'on veut, une équation à deux termes qui se pose entre le larynx et le pharynx.

Nous pouvons dire, en schématisant notre pensée, que dans ces deux registres la somme des contractions musculaires est constante, mais différemment répartie : qu'elle prédomine dans le larynx pour les sons de poitrine, qu'elle se localise surtout au pharynx dans les sons de tête, de telle sorte qu'on pourrait écrire algébriquement :

Voix de poitrine = *Larynx contracté* + *Pharynx relâché*
Voix de tête   = *Larynx relâché*   + *Pharynx contracté* [1].

Cela soit dit sans aucune intention autre que de vouloir un peu coordonner d'une façon plus claire nombre de faits d'observation bien connus avant nous.

1. Qu'on n'aille pas prendre cette équation à la lettre et nous faire admettre rigoureusement la doctrine physiologique qu'elle contient. Pour mieux faire comprendre les faits, nous sommes obligés de forcer leurs valeurs, et de procéder par affirmation et négation là où la réalité se borne à une question de plus ou de moins. — Relâchement et contraction ne sont, dans notre pensée, que purement relatifs : comme tout autre, nous savons que le relâchement du larynx aboutit, non à la voix de tête, mais à l'aphonie complète, et que la contraction du pharynx intervient toujours, même en voix de poitrine, comme facteur de la résonnance. Encore une fois, notre équation n'est qu'un schéma, nullement passible d'objections doctrinales.

A priori, avant tout examen laryngoscopique (et n'aurions-nous même comme preuve que cette sensation subjective de détente laryngée qu'éprouve le chanteur au moment du passage au registre de fausset), nous sommes en droit d'admettre que les cordes vocales se relâchent, et que conséquemment l'aire glottique s'élargit. Garcia lui-même, dans un travail vieux de plus de quarante ans, nous donne d'excellentes preuves du relâchement de la glotte. Une de ses meilleures raisons est le manque de fermeté des sons de fausset, l'impossibilité de donner le coup de glotte en voix de tête; en somme, toute note de fausset est mal affermie, en équilibre instable, et il suffit du moindre effort pour la faire varier; voilà qui montre bien que la glotte est relâchée. En outre, le son de fausset épuise l'air pulmonaire beaucoup plus vite que le son de poitrine correspondant : quoique les vibrations du son de fausset soient beaucoup plus faibles au toucher et à l'ouïe, cette plus grande déperdition de fluide expiré correspond évidemment à un élargissement de la glotte.

Ce relâchement de la glotte est une condition nécessaire, mais non pas suffisante, de la production du registre de tête, car seul, il aurait pour effet d'abaisser le diapason de la voix, ce qui est diamétralement opposé à ce que l'on observe. Quel doit être donc l'autre facteur qui intervient pour donner aux notes de tête leur acuité caractérisque? Il est bien aisé de le deviner. Nous savons que, pour modifier le son produit par une corde qui vibre, deux procédés nous sont offerts : en faire varier la longueur ou la tension. Donc, dans un larynx disposé en fausset, puisque la tension des rubans vocaux diminue, c'est évidemment par une diminution de leur longueur qu'on obtiendra le résultat voulu. C'est maintenant au laryngoscope de nous apprendre par quel mécanisme la glotte va se raccourcir dans la voix de tête.

Quelques précautions sont nécessaires pour que cet examen se fasse avec résultat utile. Les femmes sont de mauvais sujets à examiner, quoiqu'en raison de leur tolérance du laryngoscope, on soit porté à les choisir de préférence. Dans leur petit larynx, les modifications de la glotte sont plus difficiles à découvrir que dans le grand larynx de l'homme, où elles sont naturellement amplifiées dans un rapport proportionnel à l'étendue des parties vibrantes ; puis, chez la femme, les faisceaux accessoires des muscles laryngiens sont plus grêles, et leur action, moins nette, échappe mieux à l'observateur ; enfin une dernière raison est que la femme chante presque toujours sous le laryngoscope en voix de fausset, et que la comparaison est difficile à établir. Quelque probants que puissent être ces motifs, il en est un de plus grande valeur : c'est que nous avons observé un grand nombre de larynx de femmes avec l'unique intention de pénétrer le mystère du registre de tête, et la plupart du temps, nous n'y avons constaté que des changements à peine appréciables.

Les hommes sont les meilleurs sujets pour ce genre de recherches, et parmi les hommes, il faut, de préférence, choisir les ténors, mieux familiarisés avec la voix de tête. Il importe que l'individu qu'on examine soit très tolérant et bien habitué au contact du miroir, car en raison de la contraction pharyngienne qui se produit durant les notes de fausset, la présence du miroir gêne beaucoup l'émission de ce registre, et, si l'on n'y prend garde, le chanteur, cherchant à s'arranger le plus commodément possible, commet l'erreur que Fournié reproche à Bataille, et donne alors de faux sons de tête, des sons de poitrine adoucis pouvant tromper l'oreille qui écoute, mais non pas l'œil qui observe.

De plus, il importe, afin de pouvoir bien comparer entre eux les mécanismes des deux registres : 1º que le passage de l'un à l'autre se fasse brusquement, sans temps d'arrêt ni transition douce, et au commandement de l'observateur; 2º que ce passage se fasse sur une même note commune aux deux registres choisie avec discernement, de telle sorte que, ni en poitrine, ni en fausset, elle ne soit produite au prix d'efforts anormaux, et qui doit être tenue rigoureusement juste tout le temps de son émission ; de telle façon, toutes les modifications qu'on observe sont uniquement imputables aux changements de registre, et on n'a pas à se préoccuper de faire la part du changement de ton.

Lorsqu'on examine un sujet ainsi préparé, on voit, au moment du passage du registre de poitrine au registre de tête, une modification capitale se produire dans le larynx : la glotte, linéaire au début et presque entièrement close, s'entr'ouvre tout à coup de façon à présenter un écart de plus de deux millimètres ; en même temps les cordes tendues à l'excès et plates se relâchent, semblent s'affaisser, reprennent leur forme de bourrelet prismatique, et vibrent avec une mollesse plus grande. Et si à ce moment on porte les regards en arrière, on voit le tiers ou le quart postérieur des deux cordes venir en contact, obturer complètement à ce niveau l'orifice glottique, et, par leur accolement, étouffer mutuellement leurs vibrations dans toute cette zone postérieure ; de telle façon que la glotte ne vibre plus que dans ses deux tiers antérieurs. Ce raccourcissement de la glotte est plus difficile à constater que son

9.

relâchement, qui est de la plus simple évidence laryngoscopique ; mais il n'en est pas moins absolument réel, comme l'a fort bien observé Vacher.

Cette occlusion en arrière de la glotte vocale n'est pas une simple vue de l'esprit : c'est une théorie parfaitement compatible avec les données de l'anatomie qui nous apprend (voyez page 50) que certaines digitations du thyro-aryténoïdien interne viennent s'insérer sur le bord libre de la corde vocale et peuvent, en se contractant, diminuer l'étendue du champ des contractions glottiques, comme fait le doigt posé sur une corde de violon.

Quoi qu'il en soit, le chanteur qui du registre de poitrine passe au registre de tête, change en quelque sorte d'instrument ; il a, si l'on veut, deux glottes à sa disposition ; quand la première, aux grandes lames vibrantes, aux sons pleins et sonores, a donné le son le plus élevé dont elle soit capable, l'autre glotte entre en jeu, fait vibrer des lames bien plus petites dont le diapason élevé nécessite une tension moindre, mais dont les sons sont en revanche plus grêles. Cette petite glotte est, tout comme son aînée, susceptible de se contracter par degrés et de former une série de sons. — Comme la digitation du thyro-aryténoïdien, dont les contractions président aux changements de registre, est fort variable suivant les individus, il s'ensuit qu'il n'existe aucun rapport musical fixe entre ces deux glottes ; rien n'empêche qu'elles aient des notes communes, ce qui a lieu du reste dans la très grande majorité des cas. Ces deux registres sont parfaitement indépendants l'un de l'autre, et une comparaison grossière fera bien comprendre notre pensée. Soit un homme qui veut monter une gamme sur la clarinette ; quand il est arrivé à la limite supérieure des sons que peut fournir cet instrument, il le laisse de côté, prend une flûte, et continue sur un diapason plus élevé la série interrompue des sons ascendants : ainsi fait le chanteur qui du registre de poitrine passe au registre de tête.

Ces deux registres ne se distinguent pas seulement par une différence capitale de hauteur (de diapason), mais encore par une variété de timbre qui n'est rien moins qu'accessoire. Certes il serait à souhaiter qu'un physicien reprît cette étude à fond, et, à l'aide des résonnateurs d'Helmholtz ou des flammes de Kœnig, lui donnât une base scientifique. Pour nous, nous ne pouvons traiter de ces matières qu'en raisonnant par analogie avec des faits déjà connus. C'est là une méthode peu rigoureuse, et qui nous oblige à être des plus réservés dans nos assertions.

Quand une note constante est alternativement émise en poitrine et en fausset, le larynx ne semble pas se déplacer, ce qui est vrai *à priori*, attendu que, de quelque manière que soit émise la note glottique, le nombre de vibrations auquel elle correspond ne varie pas; sa hauteur est constante, et partant, la longueur du résonnateur qui la renforce ne doit pas varier. — Cependant certaines modifications autres se passent dans les résonnateurs de la voix, comme l'attestent la sensation de contraction pharyngienne qu'amène le registre de fausset, ou encore la difficulté d'appliquer le miroir laryngoscopique dans ces conditions.

Le son de fausset « grêle et ténu » doit être monis riche en harmoniques que le son de poitrine sonore et éclatant; rappelons-nous en effet que le son de la flûte, qui lui ressemble beaucoup, est considéré comme le type du son simple, c'est-à-dire dépourvu d'harmoniques. Une semblable hypothèse serait aisément éprouvée et probablement vérifiée par l'expérimentation physique. Passons donc en revue les diverses cavités de résonnance, et voyons si elles se comportent dans ce sens.

S'il est vrai, comme dit Mandl, que dans les sons aigus de fausset, les cordes vocales supérieures descendent s'appliquer sur les inférieures à la façon des rasettes d'une anche, il doit résulter de l'accolement de ces deux replis l'obturation de l'entrée des ventricules, et conséquemment la suppression momentanée de ces cavités de résonnance et aussi des harmoniques qu'elles pourraient renforcer.

Parmi les mouvements qui se passent à ce moment dans le pharynx, le plus remarquable est le relèvement spasmodique du voile du palais qui se relève en voûte surbaissée, et semble interdire complètement à l'air expiré l'entrée des fosses nasales. Une expérience facile à répéter vient à l'appui de cette opinion : certaine voyelle, l'É surtout, prend un son fortement nasonné lorsque, tandis qu'elle est émise en voix de poitrine, on bouche momentanément les narines; or, lorsque la voyelle É est émise en voix de tête, l'oblitération des narines est impuissante à lui donner le timbre nasonné : ce qui laisse à penser qu'à ce moment tout l'air expiré passe par la bouche.

D'ailleurs les voyelles, dans le registre de tête, sont beaucoup moins bien prononcées que dans le registre de poitrine; toutes tendent plus ou moins à prendre le son de l'O, qui, de toutes les voyelles, est celle qui réclame l'occlusion la plus parfaite des fosses nasales postérieures.

Enfin, il est à remarquer que, durant la production des notes de tête, la bouche s'arrondit, les joues se tendent et sont agitées de vibrations plus faciles à percevoir que celles qui normalement se produisent dans le registre de poitrine.

Des pages précédentes, qui traitent du mécanisme de la voix de tête, il y a deux parts à faire : l'une, qui a trait au timbre, n'est encore que pure hypothèse, nous l'avouons franchement ; l'autre, qui explique la formation des sons aigus, nous semble parfaitement démontrée par l'observation et le raisonnement. Malgré cela, d'autres observateurs viendront après nous qui nous critiqueront comme nous avons critiqué nos devanciers, qui renverseront notre système avec des armes que leur fournira peut-être une observation mieux perfectionnée, qui édifieront à leur tour des théories nouvelles destinées à tomber de même et à se succéder jusqu'au jour où les faits s'éclaireront de cette grande évidence où doit fatalement aboutir toute science, et vers laquelle, à travers nos erreurs, tendent opiniâtrément nos efforts.

§ II. — Il est de notion vulgaire que le travail peut assouplir et perfectionner les voix, mais non pas les forger de toutes pièces ; que la nature est le seul professeur de chant qui sache créer des ténors. Ce fait évident de la prédestination des larynx laisse à penser qu'il existe certain détail spécial de conformation de la glotte, qui est l'attribut propre de chaque forme de voix, et qui la caractérise anatomiquement. On conçoit quelle importance aurait une telle pronostication vocale, si, par le seul examen laryngoscopique, on pouvait à coup sûr attacher à tel ou tel larynx l'étiquette de ténor, soprano, etc., aussi invariablement qu'en zoologie on classe les animaux par tel ou tel caractère anatomique ; les chanteurs ne seraient plus exposés à voir, par suite d'une fausse direction d'enseignement, déplacer leur voix qui souvent se casse à de tels exercices ; si cela était possible, sans avoir l'oreille exercée, sans même être musicien, le médecin, d'un coup de laryngoscope, classerait infailliblement le larynx dans le groupe auquel il ressortit.

La solution d'un tel problème nous a tentés depuis longtemps, et nous avons commencé nos recherches avec ardeur, ne nous dissimulant pas l'énorme difficulté du travail entrepris, d'autant plus que, sauf Fournié, presque tous nos devanciers étaient muets sur ce sujet ; ou s'ils l'entamaient, c'était pour écrire de désespérantes paroles comme celles qu'on lit dans Mandl : « Il est impossible de classer les voix d'une manière exacte uniquement par l'examen laryngoscopique. Les différences relatives de longueur et de largeur des lèvres vocales sont d'autant plus difficiles à déterminer exactement que l'on ne possède aucun moyen précis de mensuration, que le plan d'inclinaison des

lèvres vocales est variable, qu'il y a par conséquent parallaxe, que les dimensions générales du
corps exercent probablement une influence encore
inconnue, etc., toutes circonstances fort importantes lorsqu'il s'agit de différences de quelques
millimètres. »

Il ne nous a pas fallu longtemps pour nous
convaincre que Mandl avait en partie raison. Notre
première recherche porta sur la longueur et la
largeur des cordes vocales, que nous essayâmes
de mesurer exactement, rigoureusement même.
Pour cela, nous fîmes graduer en millimètres de
petits miroirs laryngoscopiques carrés, dans le
sens des deux grands diamètres ; ces deux lignes
divisées étant perpendiculaires l'une sur l'autre,
il semblait que nous n'eussions qu'à placer le
miroir de façon que l'une d'elles fût parallèle à
l'axe glottique ; nous pourrions ainsi bien déterminer la longueur des cordes et lire aisément
leur largeur sur l'échelle transversale.... Cela
était trop beau et trop simple pour réussir : en
passant de la théorie facile à la pratique malaisée,
nos tentatives échouèrent absolument. Comme on
n'éprouve d'habitude qu'une médiocre jouissance
à publier ses erreurs, on nous tiendra quittes d'une
histoire plus détaillée de nos déceptions.

Nous ne nous tînmes pas pour battus : nous
pensâmes que s'il était jusqu'à nouvel ordre im-

possible de classer les voix par des mensurations exactes en millimètres et fractions de millimètres, il y avait cependant moyen, à l'aide du procédé plus approximatif de l'observation comparée, d'avancer un peu plus loin que d'autres sur la route qui mène à la solution de ce problème tant cherché.

Nous croyons, en effet, être arrivés à quelques résultats positifs.

En deux mots, et avant toute discussion, voici ce que nous avons cru voir :

La *longueur des cordes vocales inférieures* préside presque exclusivement au classement des voix d'après leur hauteur et diminue à mesure qu'on va de la basse au ténor, ou du contralto au soprano.

La *largeur des cordes vocales* ne correspond qu'au degré d'intensité de la voix, et n'est liée à leur longueur par aucun rapport constant, de telle sorte qu'elle peut être plus grande chez un ténor que chez une basse, si le premier a la voix plus puissante que le second.

Ces deux premiers principes n'ont rien qui doive étonner, si on a lu avec attention nos longs développements sur l'évolution des différentes parties du larynx, et surtout sur le rôle de ses diamètres. S'il est vrai toujours que le diamètre antéro-postérieur du larynx préside à la hauteur des sons, et que le diamètre transversal mesure la force d'expiration, il est aisé de conclure tout simplement qu'un fort ténor aura des cordes courtes et larges, tandis qu'une voix de basse, profonde, mais grêle, correspondra à une glotte fort allongée, mais à lèvres étroites [1].

Seulement dans cette question du classement des voix intervient un facteur qui le complique singulièrement : le timbre.

Qu'on consulte le tableau graphique de l'imbrication des voix que nous avons donné plus haut : on y verra que le type moyen de chacune d'elles ne diffère que de deux ou trois tons au plus de celui qui l'avoisine ; qu'il suffit d'un déplacement de deux notes dans un sens ou dans l'autre pour qu'un baryton devienne basse profonde ou ténor élevé ; et qu'entre ces deux voix extrêmes et si dissemblables de basse et de ténor il y a dix notes communes sur quatorze, et quatre notes seulement qui les caractérisent dans leurs prolongements supérieur ou inférieur. D'homme à femme, cet exemple d'imbrication des voix est encore

---

1. Nos recherches n'ont porté que sur les voix extrêmes de basse ou ténor, contralto ou soprano, afin de mieux saisir leurs antithèses anatomiques ; les voix intermédiaires de baryton et de mezzo-soprano n'ont pas de limites assez fixes pour qu'il soit possible de leur assigner une caractéristique anatomique précise ; selon qu'elles se rapprochent musicalement de l'une ou de l'autre des voix qui les bordent, il est évident qu'elles tendront à s'y assimiler anatomiquement.

plus frappant; haussez de quatre tons seulement la voix de ténor, vous obtiendrez la voix de contralto; enfin — chose étrange — entre la basse la plus profonde et le soprano le plus aigu, trois notes sont communes. Voilà ce que nous apprend la simple lecture de ce tableau, et l'enseignement de vérité brutale qu'il nous donne. Or, — et voici où nous voulons en venir, — s'il est vrai que la hauteur seule, et non le timbre avec elle, distingue les formes de voix, en faisant chanter à chacune de ces six voix un air qui se promène seulement du MI$_3$ à l'UT$_3$, on ne doit pas pouvoir reconnaître à quelle voix on a affaire, et on est dans l'impossibilité de discerner les sons de basse de ceux de soprano. Voilà un raisonnement par l'absurde qui plaide mieux en faveur de notre dire que les démonstrations anatomiques directes [1].

Cette proposition musicale que les voix se dis-

1. Musicalement, et abstraction faite de toute question de timbre, les notes extrêmes qui limitent une voix ne suffisent pas à la caractériser. Certains barytons donnent le LA$_3$: certains ténors descendent au LA$_4$; or ces deux voix superposées se confondent alors. Est-ce à dire que l'une ou l'autre pourra indifféremment chanter le même rôle? Point du tout. Dans l'exemple que nous avons choisi, de ces deux voix jumelles celle qui répond au type baryton aura ses beaux sons au-dessous du LA$_2$: la voix de ténor aimera, au contraire, à se promener au-dessus du LA$_2$: le baryton se fatigue à chanter haut; le ténor donne des sons bas avec une intensité médiocre. Ce qui caractérise les voix, c'est la hauteur de leur diapason moyen bien plus que la situation des notes limites.

tinguent, non pas seulement par leur hauteur, mais par leur timbre, se traduit anatomiquement par cette proposition qu'il y a d'autre caractéristique que la longueur des cordes vocales, et qu'il est utile d'étudier les différences que présentent les tubes de résonnance vocale. Or, d'après ce que nous savons que, chez tout individu dont la voix monte, le tube résonnateur se raccourcit, il est probable que plus le diapason d'une voix sera élevé, plus les cavités de résonnance seront courtes. — Certes, il n'existe aucun rapport entre les dimensions de ces cavités et la grandeur d'ensemble du corps, attendu que le système humain n'est pas construit avec une harmonie telle que toute réduction d'ensemble qu'il subit puisse se détailler en réductions rigoureusement proportionnelles de chacune de ses parties; et le public a tort de s'imaginer que les basses sont habituellement de haute stature et les ténors de petite taille. Mais nous ne traiterons pas avec le même dédain les dimensions extérieures du cou et de la face; car si le cou est court, le larynx sera fatalement court, et inversement; or, comme d'après nos observations personnelles nous sommes certains que la hauteur verticale du larynx est beaucoup moindre chez les ténors que chez les basses (raccourcissement du tube résonnateur), nous admettons chez les basses un cou long, élancé, fortement biseauté par la saillie proéminente d'un puissant thyroïde ; et chez les ténors, nous croyons que le cou est plus court, le larynx moins anguleux et moins dessiné, vague ébauche du type féminin.

Les dimensions du pharynx et de la bouche se mesurent apparemment par la saillie des parties osseuses de la face. Les basses (et en cela nos observations concordent avec celle de Fournié) ont la figure allongée, aplatie transversalement ; l'angle de la mâchoire peu saillant ; le menton haut, toutes choses qui indiquent la prédominance du diamètre vertical du pharynx. Les ténors ont la figure carrée : le diamètre transversal de la bouche l'emporte ; l'angle de la mâchoire est saillant, presque droit, fortement accusé : les résonnateurs sont larges, mais ils sont courts.

Ainsi doit être aussi caractérisée chez la femme la conformation des régions du timbre, mais avec des différences atténuées dans leurs grandes lignes. Les contralti ont un grand cou, un larynx saillant, la figure brune, l'aspect un peu masculin ; les soprani ont un cou court, potelé, marquant les saillies d'un larynx à peine anguleux ; la figure est plus aplatie, mieux arrondie, plus femme.

Il y aurait encore beaucoup de développements.

à présenter sur un sujet aussi vivement intéressant. A la vue d'un homme, deviner sa voix, tout comme en voyant un instrument on reconnaît ses sons, n'est-ce pas la plus belle satisfaction que l'anatomie vocale puisse donner à la musique? Il y a là pour un médecin chanteur tout un champ à explorer, des discussions à soutenir, autrement utiles et intéressantes que les éternelles et vides disputes qui, depuis près d'un siècle, se débattent autour de la voix de fausset. — Mais le seul moyen d'aller vite en besogne, d'éviter à la science les retards de doctrines imaginaires, les entraves d'explications plus ou moins spéculatives, c'est que chaque observateur, sans chercher à créer une théorie sienne, qui perpétue son nom dans la collection des erreurs historiques, décrive les choses qu'il a vues, simplement et nettement, pour constituer un document qui puisse servir à son heure.

Voici donc nos observations :

Chez les basses. — Cordes vocales longues et larges. Grandes dimensions de la boîte laryngienne dans tous les sens, surtout du diamètre vertical. En un mot, *larynx grand et haut.*

Chez les forts ténors. — Cordes vocales larges, mais courtes. Boîte laryngienne large, mais verticalement courte, aplatie. *Larynx trapu, mais bas.*

Chez les tenorini. — Cordes vocales courtes et grêles. La boîte laryngienne, petite dans toutes ses dimensions, prépare la transition du larynx d'homme au larynx de femme.

Chez la femme, observations analogues, mais avec cette restriction que l'ensemble de l'organe vocal est beaucoup plus petit que chez l'homme.

Chez les contralti. — Cordes vocales larges et longues. Larynx haut.

Chez les soprani Falcon. — Cordes vocales courtes, mais assez larges. Boîte basse, mais bien ouverte.

Chez les soprani légers. — Cordes grêles et minces. Larynx cylindroïde, petit, ressemblant à un larynx d'enfant.

Sur ces faits d'observation, nous nous dispensons d'édifier une théorie : ainsi nous sommes certains que ce chapitre ne se terminera pas sur une erreur.

CHAPITRE VI

HYGIÈNE DE LA VOIX

Étendue du sujet. — Division en hygiène proprement dite, et
en description des troubles de la voix d'origine morbide et
des moyens de les prévenir et de les guérir.
I. Hygiène proprement dite. — Respiration — Gymnastique
vocale. — Durée du travail vocal. — Nécessité de l'examen
du larynx préalablement à l'enseignement. — Choix de
l'habitation et des milieux où l'artiste doit travailler et
s'exercer. — De la manière de se vêtir et de se couvrir. —
Du régime alimentaire et de son influence sur la voix. —
Des exercices physiques auxquels l'artiste doit s'astreindre
et s'habituer.
II. Des troubles de la voix dans son intensité, sa hauteur et
son timbre. — Causes de ces troubles. — Fatigues, refroidissement, maladies générales retentissant sur tout l'appareil
respiratoire, sur le pharynx, l'arrière-gorge et les fosses
nasales. — Physionomie de ces diverses maladies, leur
marche, leur durée. — Traitement de toutes ces affections.

Sous le nom d' « hygiène vocale » on a com-
pris à la fois des notions d'enseignement vocal,
des préceptes d'hygiène plus ou moins élémentaire, et enfin la description des affections de la
voix avec les moyens de les combattre. Le professeur de chant, dans son enseignement et ses

ouvrages, mêle souvent aux leçons professionnelles de sa compétence des conseils d'hygiène
étayés par une physiologie souvent assez fantai-
siste. Le médecin, dans ses études sur cette matière, empiète aussi sur l'enseignement vocal,
glisse assez légèrement sur l'hygiène proprement
dite, mais s'appesantit davantage sur le fonctionnement et les maladies de la voix, de sorte que
ses ouvrages ne sont guère que des manuels de
pathologie vocale.

Nous avons préféré, dans le plan général de
notre livre, établir deux grandes sections qu'on
pourrait étiqueter *Physiologie* et *Médecine*. Nous
avons longuement et méthodiquement étudié la
partie physiologique (chap. i à v) en essayant de
lui donner une physionomie qui pût intéresser à
la fois les musiciens, les artistes, les professeurs
de chant et même nos confrères les médecins.

Nous abordons maintenant (chap. vi) la partie
médicale, étude sans prétention scientifique, terre
à terre ; nous y donnons aux artistes les conseils
d'hygiène élémentaire qui peuvent leur être d'une
certaine utilité et nous leur faisons connaître
les maladies auxquelles ils sont exposés, ainsi que
les moyens ordinaires de s'en prémunir ou de s'en
guérir.

Une bonne gymnastique vocale doit être la
première et principale préoccupation d'un chan-

teur au début de ses études. Cette partie de l'hygiène vocale est à bon droit l'objet d'une sollicitude spéciale de la part des professeurs, et dans les classes de chant, l'art de respirer est enseigné avec une minutie toute particulière. C'est par là que nous commencerons.

Puis, nous nous occuperons de la durée du travail vocal, de la nécessité de l'examen du larynx avant le début de l'enseignement, du choix de l'habitation et des milieux où l'artiste doit travailler et s'exercer, de la manière dont il doit se vêtir et se couvrir, de son régime et de l'influence de ce régime sur la voix, et enfin des exercices physiques auxquels il doit s'astreindre ou tout au moins s'habituer.

Ensuite, nous nous occuperons des troubles de la voix, en indiquant la cause variable de ces altérations et les moyens de les conjurer. Ce paragraphe formera le côté pathologique de cette étude, pathologie toute élémentaire naturellement, qui permettra au lecteur principalement intéressé dans cette affaire, c'est-à-dire à l'artiste, de comprendre les avertissements qui lui seront donnés, et de prendre les précautions premières avant d'aller consulter le médecin. Peut-être aussi cette lecture aura-t-elle pour résultat de dissiper certains préjugés enracinés dans l'esprit de quelques professeurs, idées à conséquences nuisibles,

que le médecin a tant de mal à combattre, et
dont le malheureux artiste est le plus souvent la
victime.

§ I.

Hygiène physiologique de la voix.

A. *De la respiration au point de vue du
chant.* — De ce que, en commençant cet ouvrage,
nous avons refusé de reconnaître au son désigné
sous le nom de voix inspiratoire toute qualité
vocale, et de ce que nous avons établi que c'est
durant l'expiration seulement que se produisent
toutes les formes du chant, il ne s'ensuit pas
que l'inspiration soit une période respiratoire
dont l'étude importe peu au chanteur. Tout au
contraire. Tous les défauts et qualités de l'expiration dont le rôle est capital dans l'émission de
la voix seront exactement parallèles aux défauts
et aux qualités de l'inspiration qui l'a immédiatement précédée. Ainsi, l'inspiration calme et
profonde est suivie d'une expiration régulière et
prolongée, qui donne un son vibrant et soutenu.
A une inspiration brusque et incomplète succè-
dent une expiration courte et défectueuse, un
son inégal et faible ; la voix, dans ce cas, est mal
posée. Tout chanteur doit veiller à ce que ses
inspirations soient *calmes :* afin d'éviter l'essouf-

flement, — *amples :* afin que la cage thoracique se dilate au mieux et fournisse à l'expiration sonore le plus d'air possible, — *silencieuses* enfin : car la voix inspiratoire (qui n'est autre chose en somme que le hoquet dramatique), outre qu'elle produit sur l'oreille l'effet musical le plus désastreux, fatigue extrêmement les cordes vocales, et mène rapidement au chevrotement et à la raucité.

Pour dilater le thorax et amener l'air dans les poumons, la nature a imaginé une foule de procédés différents, inégaux de puissance et de commodité. Des quatre types respiratoires principaux auxquels ils peuvent se réduire, un seul convient exclusivement au chanteur ; nous en devons la connaissance aux travaux que Mandl a publiés en 1855 dans la *Gazette médicale de Paris*. — Deux mots sur chacun de ces types respiratoires nous feront mieux comprendre cette intéressante discussion.

Dans le premier type — *respiration abdominale* — le diaphragme est le principal agent de l'inspiration ; en se contractant il se redresse, repousse en bas et en avant les viscères abdominaux ; la cavité thoracique, alors immobilisée, présente son plus grand développement.

Dans le second type — *respiration claviculaire* — le diaphragme ne fonctionne presque pas et l'abdomen est rétracté ; la dilatation du thorax s'opère dans ses parties supérieures ; la plus grande élévation porte sur la clavicule et les premières côtes, et dans les inspirations laborieuses, l'épaule et même le crâne (Mandl) participent à ce mouvement des côtes supérieures.

Dans le troisième type — *respiration latérale* — (type hypochondro-costal complet de Vacher) la respiration se fait par les parties latérales inférieures de la poitrine, supérieures de l'abdomen : le thorax se dilate surtout dans le sens latéral. Le diaphragme n'est que peu repoussé en bas ; le sommet du thorax reste immobile.

Le quatrième type a été spécialement décrit par Vacher sous le nom de *respiration hypochondro-costale unilatérale*. Voici en quoi elle consiste. Supposons que le sujet se porte fortement sur la jambe droite, le tronc étant considérablement incliné sur le côté droit ; il se produit une immobilisation à peu près complète du côté droit de la poitrine, dont le jeu musculaire est pour ainsi dire paralysé ; l'acte respiratoire se passe alors presque complètement dans le côté opposé, qui présente une mensuration beaucoup plus considérable. C'est encore ce type de respiration qu'emploie une personne assise, accoudée fortement d'un côté.

Ce type hypochondro-costal unilatéral a l'immense défaut de n'utiliser qu'un poumon, et doit

10.

être absolument rejeté du chant. Parmi les trois autres, le type bi-latéral ne forme pas une entité respiratoire bien nette ; il existe bien rarement isolé, et s'associe plus ou moins aux deux autres, type abdominal, type claviculaire. Ces deux derniers modes de respiration restent donc seuls en présence, et c'est sur l'un d'eux que portera la préférence du professeur de chant.

Jadis la *Méthode de chant du Conservatoire de musique* donnait ce conseil étrange que, quand on chante, il ne faut point respirer naturellement comme quand on parle ; que la respiration abdominale, physiologiquement normale, doit alors être artificiellement transformée en un gonflement de la partie supérieure de la poitrine.

Mandl a le premier fait justice de ces erreurs, jadis consacrées par une si grande autorité. Il a démontré que le seul type respiratoire devant être adopté par le chanteur est le thoraco-abdominal, car il s'exécute avec une grande aisance, et localise à l'abdomen toute la fatigue qui résulte de la lutte nécessaire entre les muscles inspirateurs et expirateurs. Au contraire, la respiration claviculaire fatigue le thorax à cause du nombre et de la masse des muscles antagonistes intéressés dans la lutte, à cause de la résistance des parois à mouvoir, des côtes à élever ; enfin surtout elle épuise le larynx qu'elle abaisse à chaque inspiration, au lieu que la respiration abdominale le laissait parfaitement immobile. De cet abaissement du larynx résulte tout un dérangement de la coordination des cavités de résonnance pharyngées, dont le chanteur cherche à compenser l'allongement par un excès de contraction pharyngienne, d'où fatigue énorme de ces parties, et congestion inflammatoire aboutissant à l'angine granuleuse. Du reste, comme le fait judicieusement remarquer Mandl, prenons exemple sur les oiseaux, maîtres chanteurs par excellence, qui, pendant des heures entières, modulent des sons sans fatigue, et chez qui l'abdomen se dilate seul durant l'inspiration, car la structure de leur thorax y rend la respiration claviculaire complètement impossible. Et il ajoute :

« L'expérience a confirmé notre manière de voir.
« Les voix se sont bien mieux et bien plus long-
« temps conservées dans l'ancienne école ita-
« lienne... que dans nos écoles modernes, qui
« enseignent ou du moins permettent la respira-
« tion claviculaire. »

Cette première règle d'hygiène vocale, qui ne tolère dans le chant que la seule respiration abdominale, doit être rigoureusement observée chez la femme et chez l'homme. Chez l'homme, ce sera facile ; chez la femme, ou aura à lutter contre de sérieux obstacles qui, comme l'usage du corset, la grossesse, gênent l'action du diaphragme, et forcent l'ampliation inspiratoire à se faire, surtout dans les parties supérieures du thorax. De là à faire de la respiration claviculaire le type habituel employé par le thorax féminin, il y a une grande distance que franchissent trop souvent les physiologistes.

Donc le chanteur emploiera toujours le type respiratoire abdominal, car celui-là seul est adopté librement par la nature. Toutefois, d'après Mosso, il y aurait dans les deux sexes, pendant le sommeil, diminution d'action du diaphragme, et la respiration normale se rapprocherait alors un peu du type claviculaire.

Pour réaliser le jeu des muscles respirateurs, de véritables règles de gymnastique ont été posées par les professeurs de chant. Ainsi la poitrine doit avancer pour porter le sternum en haut et en avant en même temps que l'élève inspire et expire, et ces mouvements doivent être répétés plusieurs fois par jour, dans de courtes séances de quelques minutes. Pour l'inspiration, il faut jeter en avant le creux épigastrique, puis le rétracter vivement pour l'expiration. Cet exercice s'opère par les contractions du diaphragme. L'inspiration et l'expiration se font par le nez seul, puis par la bouche largement ouverte. Les deux temps de la respiration doivent être égaux contrairement à l'état physiologique où l'expiration est toujours plus courte, car l'artiste a surtout besoin de prolonger son expiration. Les muscles costaux devront être exercés ensuite pour perfectionner le jeu de la respiration. Enfin on devra rendre ces mouvements respiratoires plus amples, plus vigoureux par l'action des bras que l'on avancera en ligne droite soit en avant, soit en arrière ; ou encore donner un point d'appui aux muscles respirateurs auxiliaires en rejetant le corps en arrière et appuyant les mains sur les hanches.

Le *jeu de l'escrime* sera fort utile, en mettant en action à la fois les muscles des bras et de la poitrine.

La *natation* concourra au même but par des moyens identiques.

Une gymnastique élémentaire des bras et des muscles thoraciques, combinée plus tard avec l'émission des sons, pourra suffire pour résoudre facilement le premier et indispensable exercice de l'art de parler et de chanter.

Telles sont les règles de la gymnastique vocale, sans l'observation desquelles l'émission de la voix serait vicieuse, fatigante, et la carrière artistique sérieusement compromise.

B. *Durée du travail vocal.* — Nous ne pouvons formuler ici de règle précise, la durée du travail vocal devant être proportionnée à la force de la constitution et à la résistance de l'organe phonateur. Il est cependant un précepte que l'on ne doit jamais enfreindre, c'est de ne pas attendre qu'arrive la fatigue pour interrompre le travail vocal. Pousser la séance d'exercice jusqu'à épuisement aboutirait rapidement à la création d'un état pathologique du larynx, dont la moins fâcheuse conséquence serait de nécessiter une période de repos quelquefois très longue, et qui, dans certains cas, pourrait amener dans la voix d'irrémédiables infirmités.

C. *A quel âge doit-on commencer à chanter?* — Nous avons effleuré ce sujet au moment où nous avons traité de la mue de la voix. Nous ne pouvons que répéter que l'on peut apprendre le chant bien avant l'apparition de la mue, car il en est de cela comme de toute éducation artistique : plus tôt l'entraînement et l'instruction commenceront, et plus grande sera l'habileté du chanteur, mieux il possèdera ces procédés précieux de suppléances qui permettent, grâce au talent acquis, de prolonger une carrière vocale au delà des limites que semblait établir la durée de sa voix. Toutefois la période de la mue de la voix commande une prudence particulière, non seulement à cause des remaniements considérables qui se produisent alors dans les dimensions du larynx, mais aussi en raison des altérations passagères de l'organe et de la sensibilité excessive qui en est la suite. Le repos de la voix est alors aussi nécessaire au chanteur qu'à un malade durant toute la durée de l'état pathologique. Les exercices respiratoires, sans émission vocale, devront alors constituer la base exclusive de l'enseignement; il sera bon de prescrire à l'élève de grands ménagements durant toute cette période. L'emploi d'une médication tonique aidera puissamment à traverser ce temps critique.

L'observance rigoureuse de ces règles sera surtout importante pour les élèves du sexe masculin, car les transformations vocales qu'amène chez eux la mue sont beaucoup plus importantes que celles qui se produisent chez les jeunes filles.

D. *L'examen du larynx devra toujours précéder, chez l'adulte, le commencement de l'enseignement vocal.* — Nous abordons ici un chapitre nouveau, qui a trait à l'intervention du médecin dans le choix de la voix du débutant. — Certes, loin de nous la pensée de vouloir diminuer l'autorité du musicien et du professeur de chant, dont le jugement et l'oreille sont exercés à un tel degré, qu'il est rare de constater des erreurs sérieuses. Toutefois il est certain que des méprises se sont produites, le plus souvent causées par le désir, légitime du reste, de produire des voix plus remarquées ou plus aptes à l'interprétation des grands rôles. Ces erreurs ont malheureusement pour résultat d'exiger des élèves des efforts que leurs organes ne comportent pas, et de créer des états pathologiques qui peuvent compromettre la voix pour toujours. Quelquefois, ces méprises n'ont pas un résultat aussi fâcheux : le déplacement de la voix, comme l'on dit, ne rencontre tout d'abord aucune résistance physiologique, mais plus tard cette disproportion de l'organe avec les sons qu'on exige de lui se fait sentir. La nature, pour attendre, ne perd pas ses droits ; l'artiste qui a pu au début monter ou descendre la gamme avec une facilité qui en a imposé aisément à l'oreille du professeur de chant, ne tarde pas à rentrer dans la règle ; et si, stimulé par le maître, il veut continuer à dépasser ses moyens, il devient victime de cette erreur d'appréciation venant soit de lui, soit de ceux qui se sont chargés de son éducation ; le son vocal perd sa pureté, devient de plus en plus difficile à émettre ; et les efforts croissants que fait le larynx pour lutter contre ces difficultés nouvelles créent un état inflammatoire chronique qui casse la voix et la tue.

Nous avons pu observer des faits de ce genre, et nous pensons que l'examen préalable du larynx offrirait une sécurité indéniable au débutant qu'on va lancer dans une voie qui peut n'être pas la sienne.

Dans notre cinquième chapitre, nous avons étudié les divers aspects du larynx dans les différentes voix, et nous avons fait jouer aux dimensions de la boîte laryngienne un rôle capital pour la détermination anatomique des registres. Nous avons rappelé en effet que, chez un même sexe, les différentes voix, dans leur partie médiane, se distinguent bien plus par leur timbre que par leur hauteur, par le mode de renforcement de leurs harmoniques que par le nombre de leurs vibrations : il est donc juste d'admettre que le volume du résonnateur joue un rôle au moins égal à celui de l'organe producteur du son. Il serait donc imprudent, sous prétexte que l'élève peut assez facilement donner une note élevée, de le pousser nettement vers le registre supérieur au sien, si la boîte laryngienne ne réunit pas des conditions définies, qui sont, par exemple, chez un fort ténor : largeur transversale maxima, mais hauteur verticale très courte : *larynx trapu, mais bas*, ayant des cordes larges, mais courtes.

Un sujet de complexion vigoureuse et dont les muscles thoraciques sont puissants, peut arriver à donner des sons aigus, même avec un organe laryngien nullement façonné dans ce but. Ainsi nous avons rencontré dans nos examens des barytons dont on avait fait des ténors d'opéra ; mais il faut, pour que ces métamorphoses réussissent, une habileté et une science musicale peu communes.

Par contre, un organe modèle de ténor peut n'être actionné que par des moyens respiratoires insuffisants ; et bien qu'il soit aisé à ces sujets d'émettre des sons élevés, il serait imprudent de les faire chanter dans ce registre supérieur, même avec leurs moyens laryngiens apparents. — Nous n'ignorons certes pas qu'on a prétendu que l'exercice du chant, en développant la respiration, en faisant entrer dans la poitrine un plus grand volume d'air, peut contribuer à augmenter l'énergie des mouvements respiratoires ; mais nous savons aussi que ces mouvements ne sont pas toujours en rapport avec la force des organes respiratoires, et qu'il serait imprudent de pousser de semblables élèves au delà de leurs moyens physiques, d'autant plus qu'avec l'âge et l'amélioration de la santé générale, la voix peut reprendre, sans crainte d'épuisement, sa force et son vrai caractère.

Plus d'une fois, il nous est arrivé de conseiller à des artistes de renoncer, pour débuter, aux rôles de grand opéra, et de les engager à commencer par les rôles moins fatigants de l'opéra-comique, en leur faisant comprendre que plus tard, leurs moyens physiques se développant, leur ambition artistique pourrait faire de même.

Comme corollaire de ces développements, il semble que tout élève de nos classes de chant devrait subir un examen laryngoscopique, complété par un examen des organes thoraciques, destiné à éclairer le professeur sur la voie dans laquelle il doit l'engager; ce serait en quelque sorte un conseil de révision exercé par les médecins des conservatoires, dont le rôle a toujours été jusqu'ici effacé à un degré tellement immérité que nos commissions d'hygiène scolaire n'ont aucune place pour ces praticiens spéciaux.

E. *Quelle habitation doit choisir un artiste, et dans quels milieux doit-il travailler et s'exercer?* — Le choix de l'habitation doit nécessairement varier suivant les moyens matériels du chanteur, et il serait vraiment ridicule de conseiller à un artiste de choisir un logement auquel ses ressources lui interdisent de prétendre. Mais d'une manière générale on doit lui conseiller d'éviter de demeurer dans des endroits humides, froids, mal ensoleillés; les rez-de-chaussée ne sont pas favorables, et il est préférable de choisir une habitation plus élevée et, autant que possible, non exposée au nord. Le chanteur devra habiter des rues larges, aérées, et s'il est difficile de réaliser cet idéal dans les villes, il lui sera plus avantageux de demeurer à la campagne. Ces derniers conseils sont peut-être fort difficiles à mettre en pratique pour des élèves ; en effet, il est important qu'ils ne soient pas éloignés de leurs études, pour éviter la fatigue qui ne leur permettrait pas de prendre leurs leçons pendant le temps nécessaire ; mais ils devront toujours éviter dans le choix de leurs logements, même les plus modestes, les mauvaises conditions dont nous parlions au début de ces considérations.

Le mode de chauffage est aussi fort important. Les poêles doivent être évités, car ils échauffent trop les pièces où ils se trouvent et dégagent une odeur désagréable, affectant péniblement les organes respiratoires, et pouvant engendrer des maladies de ces parties. Les cheminées avec bouches de chaleur devront être préférées. A défaut de bois, le chauffage au coke aura le pas sur l'emploi du charbon de terre.

Ainsi donc, soit pour les chambres d'habitation, soit pour les classes de conservatoires, nous déconseillons formellement les rez-de-chaussée et l'emploi des poêles pour les raisons que nous venons d'exposer.

Quant à l'éclairage, nous pensons que l'emploi des lampes à huile ou des bougies serait le plus favorable ; mais, en raison de la facilité avec laquelle le gaz est partout distribué, nous ne le proscrivons pas, à condition que cet éclairage soit proportionné à la grandeur de la pièce à éclairer, et qu'il ne développe pas une chaleur excessive qui pourrait nuire à l'émission prolongée de la voix.

Ce sont les mêmes raisons qui nous engagent à conseiller aux jeunes artistes de ne pas abuser de leur voix dans des milieux surchauffés ou enfumés par le tabac.

F. *Comment un chanteur doit-il se vêtir?* — Nous n'avons pas d'autre conseil à donner que de choisir des vêtements qui conservent la chaleur du corps et favorisent l'évaporation de la transpiration cutanée. Il faudra, autant que possible, éviter de se couvrir avec des étoffes imperméables, à moins que ce ne soit d'une façon temporaire et. pour se prémunir contre les atteintes d'orage ou de pluie diluvienne.

Nous recommandons à ceux qui peuvent être obligés, par les exigences de leur profession, de s'habiller d'une manière plus ou moins découverte, de se couvrir ensuite soigneusement s'ils veulent quitter le milieu un peu chaud où ils viennent de se faire entendre. — Chez les femmes, le corset devra comprimer très modérément la taille, en faisant à la mode la concession la plus strictement nécessaire ; en tous cas, il devra toujours être souple et ne gêner en rien la liberté des mouvements respiratoires.

Le médecin s'entend souvent poser la question suivante : Comment faut-il couvrir le cou? L'em-

ploi du cache-nez est-il utile ? Nous pensons qu'il
est surtout utile de protéger la nuque, tandis
qu'on peut se départir de cette sollicitude pour la
partie antérieure du cou où une circulation plus
active expose à un refroidissement moindre : c'est
donc la région postérieure du cou que l'artiste
devra couvrir soigneusement à l'aide de foulards
ou en relevant le col de son vêtement; en avant,
au contraire, il n'est aucunement besoin d'une
protection aussi hermétique. — Nous ne pensons
pas qu'il soit utile, à moins de coexistence de
maladies des organes respiratoires, de se servir
de ces respirateurs qu'on place devant la bouche
pour amortir la violence de l'air inspiré : il est
si aisé de fermer la bouche, et de respirer l'air
échauffé par le passage dans le nez, sans recourir à l'emploi de ces bâillons pénibles et disgra-
cieux.

G. *Quel doit être le régime alimentaire?* — Ici,
nous pouvons affirmer qu'il n'y a pas de conseils
précis à donner à tout le monde; se nourrir suivant ses goûts, suivant les habitudes de son pays
natal, est le plus sage des préceptes.

Il sera toutefois bon de conseiller à l'artiste de
ne point chanter pendant le temps de la digestion,
car ce travail, entravant les mouvements de la
respiration, pourrait lui enlever une partie de ses
moyens.

Pour la même raison nous lui conseillons d'éviter la constipation par l'emploi d'un régime mixte, non échauffant, — comme on dit vulgairement. — Quant à la quantité d'aliments à ingérer, il est difficile de faire une recommandation générale ; mais l'artiste faisant une grande dépense respiratoire devra s'alimenter avec abondance pour satisfaire à ses combustions ; il est, du reste, d'observation habituelle que son appétit est naturellement robuste. D'une manière générale on devra proscrire l'abus des alcooliques, du café ou du thé, substances qui, en suractivant la circulation, en provoquant les battements du cœur, troublent le rythme respiratoire et, partant, le chant.

L'usage du tabac, si répandu, devra être modéré, si l'on veut éviter les inconvénients de l'inhalation de la fumée, tels que congestion du pharynx et granulations pharyngiennes.

Discuterons-nous maintenant l'influence favorable de l'ingestion de certains aliments ou de certaines boissons sur l'émission de la voix ? Ici les explications sont impossibles, et tous les conseils que l'on pourrait donner ne reposeraient sur aucune base sérieuse, mais simplement sur des raisons de fantaisie. Chaque artiste, suivant ses goûts, prend des habitudes qui lui sont particulières : raconter ces manies équivaudrait à un véritable reportage, peut-être alléchant pour la curiosité des lecteurs, mais à coup sûr nullement instructif. — En effet, si nous parcourons la longue liste des habitudes de chaque artiste, nous voyons les uns user de la bière, les autres du cidre, ceux-ci du vin, ceux-là du cognac (quelquefois même avec excès), d'autres de tabac, d'aliments solides quelconques, parfois même d'aliments vinaigrés et épicés au plus haut degré. Nous le répétons, tout ceci n'est pas sérieux.

II. *Exercices physiques*. — En parlant, à propos de la gymnastique vocale, des mouvements des muscles respiratoires et des bras, nous avons à peu près donné à l'artiste les conseils les plus utiles qu'on puisse lui offrir. Nous aurons épuisé l'énumération de ce qui lui reste à faire quand nous lui aurons conseillé la marche en évitant le surmenage; la station prolongée, la course, la danse sont loin de lui être aussi favorables.

En résumé, l'hygiène du chanteur est celle d'un homme dont l'unique préoccupation est de maintenir l'intégrité de ses organes respirateurs, puisqu'à leur fonctionnement normal est subordonnée toute sa carrière.

§ II.

Des troubles morbides de la voix.

— Nous arrivons maintenant à la seconde

partie de l'hygiène vocale, c'est-à-dire à celle qui traite des troubles de la voix dans son intensité, sa hauteur et son timbre. Nous devrons rechercher les causes de ces troubles et indiquer les moyens de les soigner. C'est le côté pathologique de cette étude, que nous essayerons de présenter de la façon la plus élémentaire, de manière à le rendre intelligible et profitable aux professeurs de chant et aux artistes.

Il est rare que la voix ne soit troublée que dans une de ses modalités. Cette dissociation que nous avons adoptée dans l'étude physiologique ne pourra guère nous servir de guide dans l'énumération que nous allons faire, non pas que nous ignorions que la voix peut n'être quelquefois troublée que dans le chant ou dans une des modalités que nous venons de signaler; ainsi, tel individu est en possession apparente de tous ses moyens vocaux, mais le son manque de vigueur; chez tel autre, la hauteur du son est visiblement intéressée, il ne pourra atteindre certaines notes, et le registre de poitrine pourra être frappé dans quelques-unes de ses notes, les plus élevées habituellement; tel autre aura bien la force, mais la hauteur et le timbre seront altérés. Ce sont là le plus souvent des atteintes passagères, mais qui peuvent être aussi le premier symptôme d'affections encore insuffisantes pour troubler la voix

11.

ordinaire, pas assez considérables pour arrêter l'artiste dans l'exercice de sa profession, mais dont l'apparition ne doit pas laisser, dans nombre de cas, que d'éveiller des appréhensions.

Quelles sont les causes de ces troubles? Elles sont assez nombreuses. *La fatigue, la faiblesse résultant d'une altération d'une fonction importante, la digestion surtout, les refroidissements, les maladies générales telles que les manifestations arthritiques, herpétiques et strumeuses des muqueuses gutturale, nasale, laryngienne et trachéo-bronchique, d'autres maladies générales plus graves encore, telles que la syphilis et la tuberculose, les perturbations plus ou moins accentuées du système nerveux causées surtout par l'anémie, la chlorose et l'hystérie.*

A. *Fatigue.* — La fatigue, causée par un travail excessif et nullement compensée par une alimentation suffisante, est une cause fréquente du trouble de la voix chez des élèves de nos écoles de chant, à qui leurs maigres ressources ne permettent pas toujours de réparer par un régime convenable les pertes de l'économie. Nous avons vu dans ces cas des larynx se rétablir d'autant plus difficilement que le malade ne pouvait suivre les règles de l'hygiène; les cordes vocales, le plus souvent normales, ne présentaient pas d'autre altération que de la faiblesse caractérisée par un rapprochement insuffisant, au moment de la phonation.

Une grande cause de fatigue se trouve encore dans les excès de tout genre, excès de travail ou excès sexuels. Des exercices vocaux trop répétés, un sommeil et un repos insuffisants ont bien vite raison des organes les plus jeunes et les mieux constitués.

Une des causes les plus communes de fatigue se trouve être dans les excès sexuels, chez les hommes surtout. C'est un résultat que du reste les artistes et surtout les chanteurs connaissent bien, et la perte plus ou moins prolongée des notes élevées de la voix est le prix habituel d'excès de ce genre.

Le moyen de dissiper ces affections transitoires est facile à indiquer. Le repos proportionné à la fatigue, l'habitation à la campagne ou au bord de la mer si la saison est favorable, l'administration de toniques, tels que le fer et le quinquina, voilà les moyens thérapeutiques à employer dans ces cas.

B. *Le trouble d'une fonction importante assez sérieux pour affaiblir l'organisme, peut retentir sur la voix d'une façon fâcheuse.*

Les affections du tube digestif sont celles qui, sous ce rapport, inspirent la plus vive sollicitude. Nous avons déjà dit, dans un chapitre d'hygiène, quelques pages plus haut, que la fatigue imposée par le travail respiratoire de l'artiste exigeant des réparations sérieuses, l'appétit développé outre mesure est satisfait parfois, surtout chez les jeunes sujets, d'une façon immodérée. Cette infraction aux lois de l'hygiène, en développant un embonpoint anormal, peut troubler la circulation et la respiration, et nous n'avons plus besoin de rappeler ici combien l'intégrité de ces fonctions, surtout celle de la respiration, est indispensable à la bonne émission de la voix. Des excès de régime altèrent aussi d'une façon assez grave le fonctionnement de l'estomac et du tube digestif, en provoquant, soit un ballonnement abdominal, cause de gêne pour la respiration, soit la perte de l'appétit, et, par suite, des forces nécessaires à l'accomplissement de toute fonction physiologique. Nous n'avons pas l'intention ici d'indiquer des règles de traitement qui ne peuvent trouver leur place que dans des livres de médecine ; du reste, l'interprétation de ces accidents ne peut être sérieusement faite que par un médecin, et nous ne pouvons donner aux artistes, en pareille circonstance, de meilleur conseil que celui de recourir à l'expérience médicale.

C. *Refroidissement.* — La plupart des indispositions passagères reconnaissent cette cause. Les organes respiratoires, le pharynx et la muqueuse du nez sont très sensibles au refroidissement, et les affections qui en sont la suite, telles que bronchite, trachéite, laryngite, pharyngite, amygdalite, rhinite aiguë ou coryza, peuvent se dissiper rapidement si les malades prennent immédiatement les mesures de précaution indispensables. Le séjour à la chambre, avec une température suffisamment élevée, de 15 à 20 degrés par exemple, la renonciation absolue à tout exercice vocal et même à une conversation un peu prolongée pendant la durée de la maladie, tels sont, en même temps que l'emploi d'infusions chaudes pectorales, les moyens qui suffiront la plupart du temps à dissiper ces malaises à leur début; si, en même temps, les malades ont soin de se gargariser avec des liquides émollients, la décoction de laitue par exemple, et d'appliquer sur la peau des révulsifs de courte durée, des sinapismes ou cataplasmes sinapisés, la guérison ne tardera guère le plus souvent à se produire. Si ces indispositions, au lieu d'être passagères, avaient une certaine tendance à se prononcer davantage, si les troubles fonctionnels, tels que douleur en avalant ou en respirant, aphonie et insomnie, prenaient une allure plus sérieuse, alors nous conseillerions aux artistes de recourir à l'intervention du médecin, dont l'examen pourrait être indispensable afin de préciser le degré de ces affections. Nous avons indiqué plus haut, dans les règles d'hygiène que nous avons développées, le moyen de conjurer les atteintes du froid; nous n'avons pas à y revenir.

D. *Des manifestations arthritiques, herpétiques et strumeuses des muqueuses laryngienne, pharyngienne et nasale.* — Nous sommes ici en présence d'affections chroniques avec lesquelles les artistes sont le plus souvent aux prises; ce sont bien leurs maladies professionnelles, car elles surviennent plus facilement chez eux en raison des efforts qu'exige l'émission de la voix.

L'expérience médicale a démontré que la cause première de ces affections résidait dans une sorte d'état diathésique héréditaire ou provoqué par une hygiène défectueuse et des habitudes nuisibles. Ainsi certains sujets, très forts, très robustes, d'une santé en apparence irréprochable, mais disposés soit à des douleurs articulaires, musculaires ou nerveuses, soit à des éruptions de la peau, ont en même temps une susceptibilité très vive des muqueuses en question, susceptibilité telle que la moindre infraction aux lois de l'hygiène provoque presque infailliblement un état morbide. Certains autres, maigres, nerveux, irritables, moins susceptibles que les précédents du côté des muqueuses, peuvent être atteints d'affections de ces parties, plus anodines en apparence que chez les précédents malades, mais aussi faciles à récidiver, et d'une guérison non moins aisée. D'autres sujets, plus débiles, pâles de peau et disposés à l'apparition de dartres plus ou moins humides et d'hypertrophies ganglionnaires, présentent du côté de la gorge des affections d'une nature différente ; les amygdales chez eux et certaines autres glandes de l'arrière-gorge sont le siège d'affections assez rebelles pour nécessiter quelquefois l'intervention du médecin.

On appelle les premiers des arthritiques, les seconds des herpétiques, les derniers des strumeux ou des scrofuleux. Cette distinction dont Mandl, dans son ouvrage de l'hygiène de la voix, refuse à tort de reconnaître l'importance au point de vue du traitement thermal, est légitimée par l'observation des faits, et le traitement médical de ces affections devra naturellement être influencé par la différence du terrain sur lequel elles évoluent.

Le pharynx est le siège le plus fréquent de ces maladies ; cette région, passage de l'air et des aliments, jouissant de mouvements étendus, se raccourcissant et s'allongeant dans les différents sens, de manière à présenter aux sons qui sortent du larynx une surface de résonnance variable, cette région, disons-nous, est celle que la fatigue intéresse le plus aisément. Qu'une alimentation surexcitante, que des habitudes vicieuses, la fumée de tabac par exemple, que le séjour dans une atmosphère surchauffée ou enfumée, que le refroidissement viennent congestionner les vaisseaux si nombreux de ce conduit, immédiatement la souplesse nécessaire au jeu si délicat du pharynx est diminuée, et l'émission de la voix se trouve entravée par la gêne que causent l'épaississement qui en est la suite et l'hypersécrétion des glandes consécutive à l'état congestif.

Ces tendances congestives ne sont pas absolument rares chez le jeune artiste au début de ses études, quand les efforts et les exercices sont trop prolongés. Si l'art n'intervient pas dès le commencement de ces troubles, et si le malade ne s'astreint pas à une hygiène sévère pour atténuer ces congestions de la muqueuse pharyngienne, la plus belle voix ne tardera pas à être à peu près perdue. La pharyngite dite granuleuse, bien connue et fort redoutée si justement des artistes, est l'affection la plus vulgaire de toutes celles que nous avons à décrire. Son siège habituel est la face postérieure du pharynx, et les côtés de ce conduit, près des piliers postérieurs du voile du palais, les granulations peuvent remonter au-dessus du voile du palais, soit sur la face médiane, soit sur les parties latérales, du côté des fosses nasales. Celles qui siègent au milieu du pharynx sont moins nuisibles que celles qui se trouvent sur les côtés et près des piliers postérieurs; ces dernières entravent les mouvements du voile du palais, gênent l'occlusion de la partie supérieure du pharynx et peuvent altérer le timbre de la voix par le passage du son dans les fosses nasales. L'inflammation de la muqueuse des piliers postérieurs du voile du palais, compagne assez fréquente des granulations pharyngiennes, cause de la douleur, une sensation de constriction à la gorge, et des sécrétions gênantes; la voix. déjà légèrement altérée par la diminution de souplesse du pharynx, s'éteint si vite, qu'autant vaut pour le chanteur ne point commencer un exercice qu'il sera incapable de continuer. Les signes de cette affection si opiniâtre sont, indépendamment de la présence de granulations légèrement jaunâtres, à base rouge, plus ou moins proéminentes, entourées d'un lacis vasculaire et tapissées d'un mucus plus ou moins consistant, le besoin d'expuition très fréquent, le rejet de crachats excessivement adhérents, collants, muqueux et peu abondants, surtout au moment du réveil; ce sont encore de la douleur et de la cuisson au moment de la déglutition de la salive et de certains aliments, et enfin un sentiment de gêne et de constriction dans la région cervicale supérieure. Dans ces conditions, il est indispensable de renoncer à la fumée de tabac, à l'ingestion de liqueurs fortes, d'aliments et de boissons dont la température serait trop élevée, et de proscrire absolument l'usage des condiments tels que poivre, vinaigre, moutarde; enfin le repos de l'organe est nécessaire jusqu'à ce que les symptômes aigus soient calmés. En même temps le malade devra pratiquer des lavages sous forme de gargarismes et pulvérisations, qui devront être émollients si l'inflammation est violente, astringents si elle est modérée. Il est inutile de dire que d'autres indications médicales peuvent se présenter, mais qui ne doivent pas trouver place dans un recueil de ce genre, où nous ne pouvons donner que des conseils élémentaires. Une affection chronique aussi sérieuse est du ressort d'un traitement médical, et dans ces quelques avis nous ne tenons pas à dépasser certaines limites.

Les amygdales sont aussi le siège d'affections chroniques dont l'exagération peut entraîner des altérations telles du timbre de la voix que l'intervention du chirurgien est parfois obligatoire. Mais cette intervention doit être exercée avec prudence, et nous admettons fort bien que la section des amygdales ne doit pas être pratiquée aussi facilement et fréquemment que le font certains médecins, même des plus autorisés. Toutefois cette mesure s'impose dans certains cas, quand les amygdales, par exemple, ont atteint un volume si exagéré que toute médication échoue; alors la voix souffre à un tel point de cette affection qu'il est nécessaire d'intervenir, mais une mesure aussi radicale ne doit être prise que vis-à-vis de ces hypertrophies très anciennes de ces organes où le tissu très épaissi, très induré, incapable de revenir sur lui-même, rend tout autre moyen de traitement inutile : avant que les altérations en viennent à ce point, il est possible d'intervenir par l'emploi de médications moins extrêmes, telles que la cautérisation par la galvano-caustique. Nous n'entreprendrons pas une étude complète sur ce sujet qui comporterait de grands développements, inutiles au point de vue de cet ouvrage, mais nous n'avons abordé cette courte digression chirurgicale que pour essayer de persuader les artistes et leurs maîtres de la nécessité où le médecin se trouve parfois d'intervenir sérieusement; une pratique déjà assez longue nous a rendus témoins des défiances aussi peu fondées que systématiques manifestées par ceux au point de vue desquels nous avons écrit ces quelques pages, et nous ne pouvons que leur dire qu'il serait fort dangereux pour eux de repousser toute médication de ce genre d'une manière arrêtée.

Les piliers antérieurs du voile du palais et la luette peuvent encore être le siège d'inflammation chronique, mais les affections de ces parties sont loin de provoquer des signes aussi sérieux que ceux que nous venons de passer en revue. A ce propos nous dirons que la section de la luette, qui n'a pas, du reste, un bien grand inconvénient, est le plus souvent une opération inutile, à moins d'allongement immodéré. Les conseils hygiéniques que nous avons donnés à propos de la pharyngite latérale et postérieure, et l'emploi de gargarismes légèrement astringents seront presque toujours suffisants contre ces cas légers.

Quant au traitement général de toutes ces pharyngites, il variera naturellement suivant la constitution et l'état diathésique ; il serait trop long et absolument inopportun de nous étendre sur ce sujet, car, nous le répétons, il n'entre pas dans notre pensée de faire ici un livre pour des médecins.

Nous ne pouvons terminer ce qui a rapport à cette catégorie importante des maladies des artistes sans attirer aussi l'attention sur les affections du nez ; la muqueuse des fosses nasales, sous l'influence des maladies générales dont nous avons dit un mot un peu plus haut, est susceptible de se gonfler, et par conséquent de gêner l'émission de la voix et de vicier son timbre. Il ne faut pas attendre un temps trop long pour réclamer des soins contre cette affection, qui peut s'étendre dans l'arrière-gorge, extension qui est susceptible de rendre le traitement plus long et moins effi-

cace. Des irrigations médicamenteuses de la nature
desquelles le médecin sera juge sont nécessitées
par l'inflammation chronique de la muqueuse
nasale.

Quant aux altérations de la trachée et des
bronches, si elles n'altèrent pas toujours le son
dans sa hauteur, elles diminuent sa force et son
intensité, et nécessitent le repos complet de la
voix.

E. Des *maladies générales plus graves* peuvent
provoquer chez les artistes des troubles qui
seront plus rapidement sensibles chez eux que
chez des individus d'autres professions. La *syphilis* et la *tuberculose* sont les maladies auxquelles
nous faisons allusion. La syphilis est curable,
mais nous devons avertir ici que les altérations
qu'elle provoque se développent avec une grande
rapidité et que, faute d'un traitement vigoureux
dès le début des accidents laryngiens, les tissus
malades pourraient ne plus revenir à leur aspect
primitif. Les artistes devront donc être informés
que le traitement de cette maladie sera très prolongé et qu'on devra le reprendre souvent, pour
pouvoir échapper aux complications graves et
souvent irrémédiables qui pourraient apparaître
du côté des organes vocaux.

Quant à la tuberculose, elle altère la voix
même dans les formes les plus bénignes, et mal-

heureusement nous ne sommes pas, comme pour la maladie précédente, en possession de moyens curatifs. Nous ne parlerons donc qu'en passant de cette maladie qui ne se montre pas, du reste, chez les artistes sous un aspect particulier. Certes, la tuberculose laryngienne peut être enrayée et sembler guérie chez un certain nombre de malades, mais malheureusement ce résultat ne se produit guère en ramenant la voix à son intégrité primitive, et l'artiste qui serait atteint d'un mal aussi redoutable que la tuberculose respiratoire n'aurait guère de bon résultat à attendre de la médication même la plus heureuse, à moins que le larynx n'ait eu la bonne fortune d'avoir échappé au moment du traitement interne, et encore, dans ces circonstances, il serait vraiment fort heureux que l'intensité et la hauteur du son ne fussent pas sérieusement intéressées en raison de l'altération du tissu pulmonaire.

F. Il ne nous reste plus, pour finir, qu'à parler des *troubles de la voix causés par les perturbations nerveuses*. Rien de plus commun chez les artistes que ces disparitions plus ou moins soudaines de la voix, provoquées par le moindre incident et d'autant plus facilement que le tempérament nerveux est accentué chez eux au plus haut point. Ces troubles de la voix sont rarement prolongés; le plus souvent ils disparaissent avec une rapidité quelquefois merveilleuse et qui n'a pas peu servi à édifier la fortune et la réputation de praticiens dont la notoriété n'avait d'égale que leur insuffisance scientifique. Nous n'avons pas besoin de dire ici que les médications les plus inoffensives seront toujours les meilleures. et il n'est pas inutile d'ajouter que la robuste confiance inspirée par un médecin coutumier de ces guérisons, sa présence seule. pourraient suffire en pareil cas pour déterminer une disparition rapide des signes les plus inquiétants.

G. La *chlorose* et l'*anémie* déterminent aussi des troubles de la voix, d'ordre nerveux; à l'examen du larynx on ne constate la présence d'aucune altération autre que le rapprochement insuffisant des cordes vocales; parfois même cet état ne se produit qu'à la suite d'exercices tant soit peu prolongés; ces altérations de la voix qu'amènent si facilement les exercices les moins longs. ne laissent pas que d'inquiéter les artistes et de leur causer des appréhensions bien naturelles. En ce cas. il est difficile d'espérer un bon résultat du traitement direct; c'est en agissant sur l'état général que l'on peut arriver à une amélioration durable. L'hydrothérapie, les toniques sont les moyens les plus ordinairement mis en usage: mais il est indispensable. en raison de la longueur du traitement et de ses modifications très variables, de suivre une direction médicale.

Tels sont les conseils, tant hygiéniques que médicaux, par lesquels nous avons cru devoir terminer cet ouvrage, dont la partie principale a été consacrée à l'étude de la physiologie de la voix et du chant. En les formulant, nous n'avons eu la prétention ni d'écrire un chapitre de médecine, ni de présenter aux artistes un vade-mecum médical : nous avons simplement voulu les avertir des dangers qu'ils peuvent courir au début, et dans l'accomplissement de leur carrière, leur donner quelques avis simples et urgents, mais qui ne peuvent en aucun cas remplacer une direction médicale ; trop heureux si nous avons pu de la sorte leur rendre quelques services.

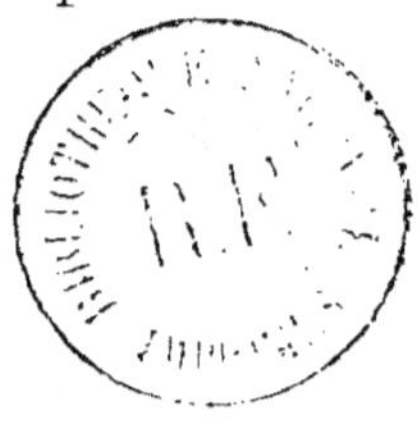

FIN

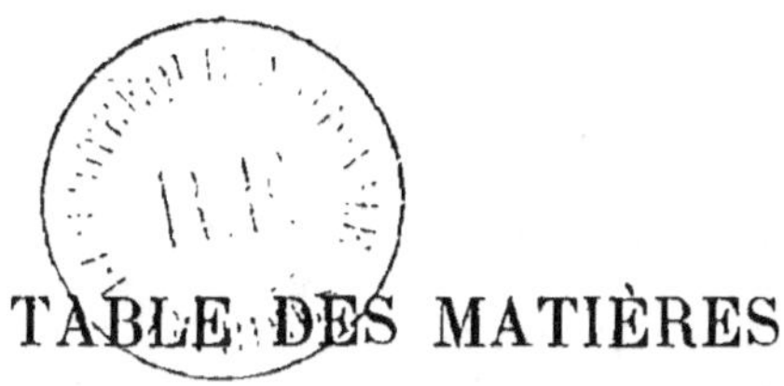

TABLE DES MATIÈRES

CHAPITRE TROISIÈME

RÉSONNATEURS DE LA VOIX — TIMBRE

CHAPITRE QUATRIÈME

ÉVOLUTION DE LA VOIX

CHAPITRE CINQUIÈME

DE LA CARACTÉRISTIQUE ANATOMIQUE
DES REGISTRES ET DES VOIX

CHAPITRE SIXIÈME

HYGIÈNE DE LA VOIX

COULOMMIERS. — Typog. P. BRODARD et GALLOIS.

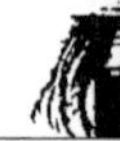

Publications de la Librairie Adrien DELAHAYE et Émile LECROSNIER, éditeurs.

RICHER (P.), ancien interne des hôpitaux, etc. **Études cliniques sur l'hystéro-épilepsie ou grande hystérie.** Précédé d'une lettre préface de M. le professeur J.-M. Charcot. 2ᵉ édition, revue et très augmentée. 1 fort vol. in-8 avec 197 figures intercalées dans le texte et 10 gravures à l'eau-forte........ 25 fr.

THULIÉ. **La femme;** essai de sociologie physiologique. Ce qu'elle a été, ce qu'elle est, les théories, ce qu'elle doit être. 1 vol. in-8... 7 fr. 50

RIANT (A.), professeur d'hygiène, médecin à l'École normale du département de la Seine, etc. **Leçons d'hygiène,** contenant les matières du programme officiel adopté par le ministre de l'instruction publique pour les lycées et les écoles normales. 2ᵉ édit. 1 beau vol. in-18... 6 fr.

DUPUY, ancien interne des hôpitaux de Paris, etc. **Manuel d'hygiène publique et industrielle ou Manuel pratique des attributions des membres des conseils d'hygiène.** 1 vol. in-18... 7 fr. 50

NIELLY, professeur à l'École de médecine navale de Brest. **Hygiène des Européens dans les pays intertropicaux.** 1 vol. in-18 avec 19 planches...................... 5 fr. 50

FONSSAGRIVES, professeur d'hygiène à la Faculté de médecine de Montpellier, etc. **Leçons d'hygiène infantile.** 1 vol. in-8.. 10 fr.

FONSSAGRIVES. **Formulaire thérapeutique à l'usage des praticiens,** contenant les notions et les formules relatives à l'emploi des médicaments, de l'électricité, des eaux minérales, de l'hydrothérapie, des climats et du régime. 1 vol. avec figures intercalées dans le texte. 4 fr.; cartonné.......... 4 fr. 50

TOPINARD, professeur à l'École d'anthropologie de Paris, etc. **Éléments d'anthropologie générale.** 1 fort vol. in-8 avec 229 figures intercalées dans le texte et 5 planches..... 24 fr.

FONSSAGRIVES **Le rôle des mères dans les maladies des enfants,** ou ce qu'elles doivent savoir pour seconder le médecin. 5ᵉ édition, revue et augmentée. 1 vol. in-18.... 3 fr. 50

BRAID. **Neurypnologie.** Traité du sommeil nerveux ou hypnotisme. Traduit de l'anglais par le docteur J. Simon, avec une préface du professeur Brown-Sequard. 1 vol. in-18... 3 fr. 50

BUCHHOLTZ. **Guide élémentaire du médecin praticien.** 1 vol. in-18. 1879.. 5 fr.

Coulommiers. — Imp. P. Brodard et Gallois.

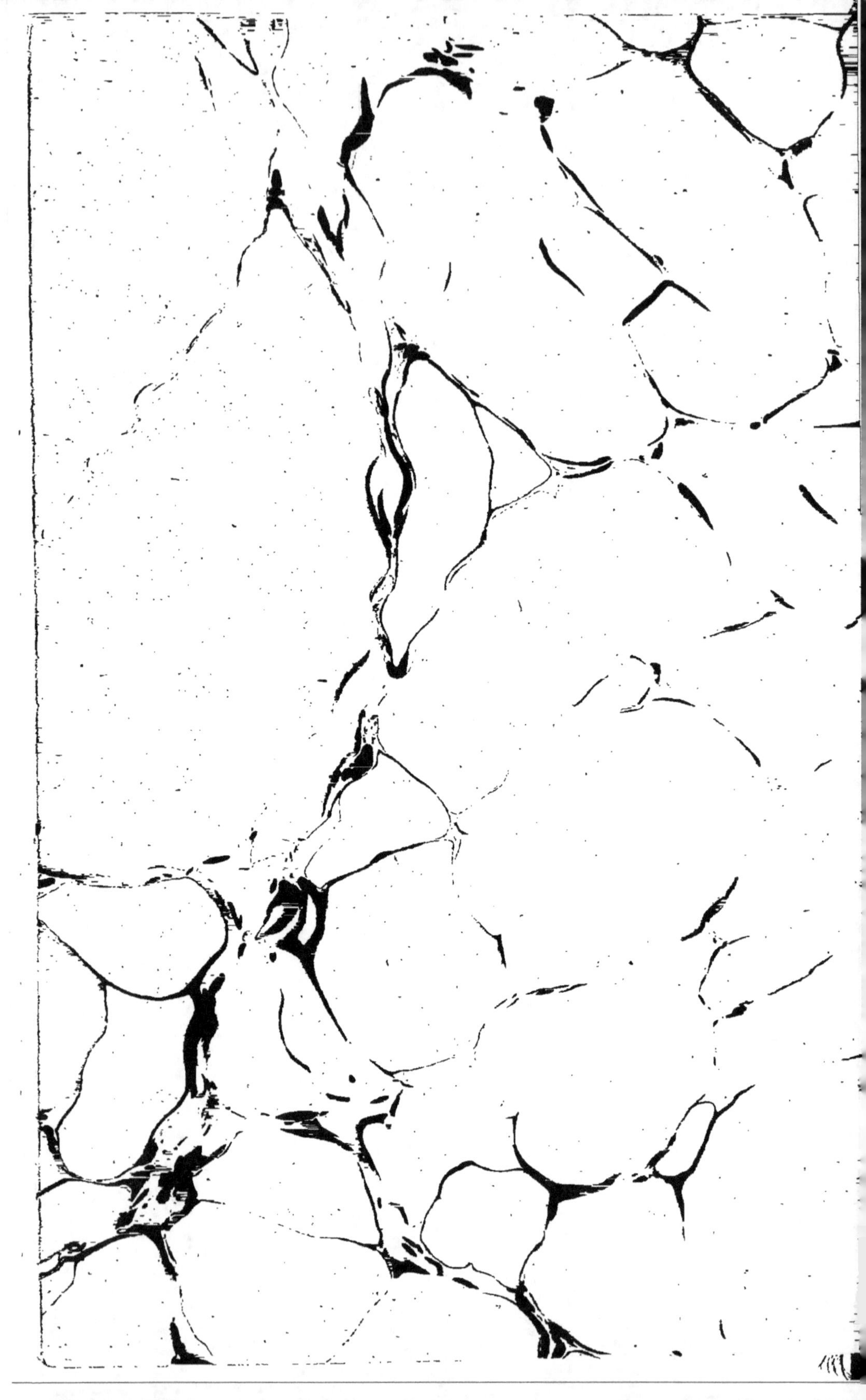

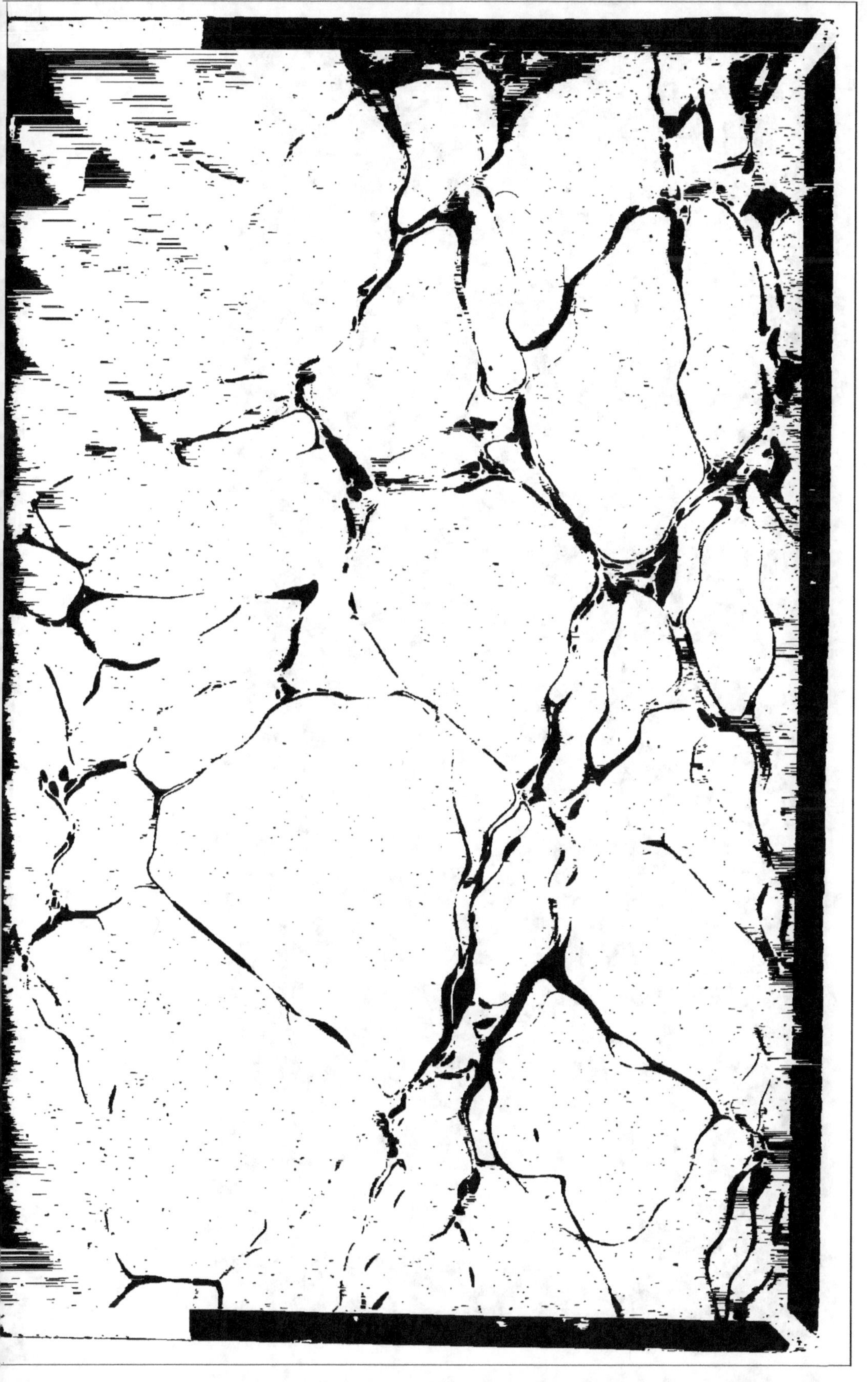

BIBLIOTHEQUE NATIONALE DE FRANCE
3 7531 00962597 2